Diabetes y ejercicio:
100 PREGUNTAS Y RESPUESTAS

Diabetes y ejercicio:
100 PREGUNTAS Y RESPUESTAS

Jorge Alberto Fernández Vieitez
Pedro Luís Aguilera Fuentes

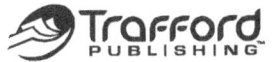

*En Trafford Publishing creemos en la responsabilidad que todos, tanto individuos
como empresas, tenemos al tomar decisiones cabales cuando estas tienen impactos
sociales y ecológicos. Usted, en su posición de lector y autor, apoya estas iniciativas de
responsabilidad social y ecológica cada vez que compra un libro impreso por Trafford
Publishing o cada vez que publica mediante nuestros servicios de publicación. Para
conocer más acerca de cómo usted contribuye a estas iniciativas, por favor visite:
http://www.trafford.com/publicacionresponsable.html*

*Nuestra misión es ofrecer eficientemente el mejor y más exhaustivo servicio de
publicación de libros en el mundo, facilitando el éxito de cada autor. Para
conocer más acerca de cómo publicar su libro a su manera y hacerlo disponible
alrededor del mundo, visítenos en la dirección www.trafford.com/4501*

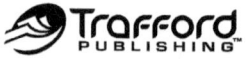

www.trafford.com/4501

Para Norteamérica y el mundo entero
llamadas sin cargo: 1 888 232 4444 (USA & Canadá)
teléfono: 250 383 6864 ✦ fax: 250 383 6804
correo electrónico: info@trafford.com

Para el Reino Unido & Europa
teléfono: +44 (0)1865 487 395 ✦ tarifa local: 0845 230 9601
facsímile: +44 (0)1865 481 507 ✦ correo electronico: info.uk@trafford.com

10 9 8 7 6 5 4 3 2 1

*A Diana y Annety... nuestras respectivas hijas
y sentido de nuestras vidas.*

Prefacio

El valor del ejercicio físico en el tratamiento y prevención de muchas enfermedades se conoce desde tiempos inmemoriales. A través de la Historia sabemos que médicos de la antigüedad como: Hipócrates, Galeno y Avicena, considerados hoy los padres de la medicina moderna, recomendaban y aplicaban a sus pacientes diferentes modalidades de ejercicios para tratar múltiples dolencias.

Sin embargo, no es hasta la segunda mitad del siglo XX que se llega a acumular un importante cuerpo de evidencias científicas que avalan los beneficios de la actividad física para el funcionamiento óptimo de los diferentes órganos y sistemas del organismo. De ello devino un conocimiento más acabado y preciso de la aplicabilidad del ejercicio sistemático como modalidad terapéutica de interés para muchos trastornos de la salud y secuelas dejadas por enfermedades o lesiones.

Sin lugar a dudas, la incorporación extensiva de la actividad física al arsenal de medios no farmacológicos está condicionada a que las ciencias médicas y farmacéuticas lograron, a través del descubrimiento y desarrollo de los antibióticos y las vacunas, acorralar el azote de las enfermedades infecciosas como la difteria, el tétanos, la tuberculosis, la peste, entre otras, que diezmaban a poblaciones humanas completas. Por desgracia, muchas enfermedades infecciosas conocidas y erradicadas en buena parte del mundo y otras de reciente aparición como el VIH/SIDA, constituyen aún enormes problemas de salud en muchos países, especialmente en aquellos de pobre desarrollo económico y en los sectores vulnerables de las naciones ricas y desarrolladas.

Dada esta situación en muchos países, tanto desarrollados como en vías de desarrollo, no son hoy las infecciones las máximas responsables del mayor número de enfermos y muertos en sus poblaciones. Este lugar ha sido tomado por una serie de enfermedades que suelen agruparse bajo el término de Enfermedades Crónicas no Transmisibles, entre las que se incluyen la cardiopatía isquémica, la hipertensión arterial, el cáncer y la diabetes mellitus, como las de mayor incidencia en nuestra población.

Si bien es cierto que el ejercicio físico no tiene ninguna aplicación en el tratamiento de las enfermedades infecciosas, para las de tipo crónicas no transmisibles suele constituir un pilar del tratamiento integral, que a su vez nunca deberá centrarse exclusivamente en el componente farmacológico, sino en la promoción de un estilo de vida que incluya a la actividad física sistemática, incluso en aquellas personas que no padezcan alguna de estas enfermedades como niños y adolescentes.

En Diabetes y ejercicio: 100 preguntas y respuestas *se abordan los pormenores relativos a la aplicación del ejercicio físico en una de estas enfermedades crónicas: la diabetes mellitus, trastorno que, además de constituir por sí sólo un importante problema de salud, se relaciona con otras enfermedades que hoy se sabe repercuten negativamente en la esperanza y la calidad de vida del ser humano.*

Aunque este libro puede constituir una guía para los técnicos y profesionales de la salud y de las ciencias aplicadas a la cultura física que trabajan en la atención al diabético, su principal propósito es brindar al propio enfermo un mapa a través del cual pueda orientarse sobre los aspectos que ha de tener en cuenta para incorporar la actividad física de manera eficiente y segura a su estilo de vida. El abordaje de los diferentes aspectos tratados a partir de un modelo de preguntas y respuestas, así como el empleo de un lenguaje en el que intentamos evitar, hasta donde nos fue posible, los términos técnicos y la jerga médica, debe facilitar la comprensión de los mensajes implícitos en cada pregunta y su correspondiente respuesta por parte de un amplio sector poblacional, con relativa independencia de su alcance cultural o sus conocimientos médicos.

El libro se ha subdividido en 5 capítulos. El capítulo I (Generalidades) intenta familiarizar al lector no versado en la materia con los conceptos básicos sobre la diabetes, la metodología del entrenamiento y la fisiología del ejercicio, lo que ha de facilitar una mejor comprensión de los aspectos tratados en los capítulos siguientes. En el capítulo II (Beneficios y riesgos del ejercicio) se pretende llevar al lector una síntesis de todo el cúmulo de evidencias científicas que apoyan el valor del ejercicio como uno de los pilares del tratamiento de la diabetes, sin obviar los posibles riesgos que conlleva la práctica de la actividad física y las causas relacionadas con el incremento de los mismos. El capítulo III (Evaluación de la aptitud física del diabético) ofrece un conjunto de métodos sencillos, baratos y de fácil implementación en el terreno, que permiten evaluar los componentes de la aptitud física del diabético como punto de partida para la individualización del programa de ejercicio acorde con el estado de cada uno en particular. En el capítulo IV (Pautas a seguir para estructurar un programa de ejercicios para el diabético) se brindan los principales aspectos a tener en cuenta cuando se diseña un programa de ejercicios para estos pacientes, con el cual se pretende alcanzar los mayores beneficios con el mínimo de riesgo. Por último, el capítulo V (El ejercicio físico y las complicaciones de la diabetes) describe las posibles implicaciones que puede tener la actividad física en los diabéticos que hayan desarrollado alguna de las complicaciones propias de esta enfermedad, y ofrece recomendaciones para que estos puedan desarrollar algunas formas de actividad física.

Hemos decidido incluir también hacia el final del libro un glosario de términos propios de las ciencias médicas o de la cultura física que nos ha resultado imposible dejar de emplear en el transcurso de los capítulos. Con ello pretendemos no sólo facilitar la comprensión del texto, sino coadyuvar al incremento de la cultura del lector en estas ramas del saber.

Finalmente, para aquellos lectores interesados en profundizar en los aspectos relacionados con la actividad física y la diabetes, ofrecemos una actualizada y pertinente lista de lecturas sugeridas en las que se puede encontrar información científicamente avalada no sólo para la diabetes, sino para muchas otras enfermedades crónicas cuyo tratamiento ha de contemplar el ejercicio físico sistemático.

Al empeñarnos en la tarea de escribir este libro, nuestro principal anhelo fue poner en las manos del paciente con diabetes y de aquellas personas con riesgo de desarrollar dicha enfermedad, una herramienta práctica y asequible que le permita incrementar sus conocimientos con respecto al ejercicio físico; una de las armas más eficaces con que ha de contar en su arsenal de lucha contra una dolencia que, aunque una vez establecida lo acompañará durante toda la vida, puede ser combatida exitosamente.

Capítulo I
Generalidades

¿Qué es la diabetes?

La diabetes mellitus se define como una enfermedad del metabolismo de los carbohidratos caracterizada por altos niveles de azúcar en la sangre (hiperglucemia), así como la presencia de azúcar en la orina (glucosuria). Esta enfermedad tiene lugar cuando existe una insuficiente producción de insulina por el páncreas o una inadecuada utilización de la misma por parte de las células del organismo.

Aunque este concepto ha sido ampliamente aceptado por la mayoría de los expertos, la diabetes mellitus implica también un trastorno en el metabolismo de las grasas y las proteínas.

Para explicarlo de una manera más sencilla debemos partir de que muchos de los alimentos ingeridos son transformados durante la digestión en glucosa. Ello ocurre a través de un complejo proceso donde los alimentos son degradados en sustancias cada vez más simples. La glucosa obtenida de esta forma pasa a la sangre y es transportada por ésta hacia todas las células del organismo donde es utilizada como fuente de la energía necesaria para todas las funciones vitales del organismo. Para que la glucosa penetre en el interior de la célula se requiere de la insulina, una hormona producida por el páncreas. La insuficiente producción de insulina o su inadecuada utilización por las células imposibilita la captación de glucosa con el consiguiente aumento de la misma en sangre y el establecimiento de la diabetes mellitus.

¿Qué significan las palabras diabetes y mellitus?

El primer nombre de la enfermedad que nos ocupa (diabetes) se atribuye a un médico de la Antigua Grecia llamado Areteo de Cappadocia (30 a.n.e a 50 d.d.e). La palabra diabetes significa *sifón o fluir a través de...* y Areteo la utilizó para designar una enfermedad en la que las personas "bebían mucha agua y orinaban continuamente".

El término mellitus que significa *dulce como la miel* fue incorporado muchos años después (a finales del siglo XVIII) por el médico inglés John Rollo y el alemán Johann Peter Frank, quienes lo emplearon para describir la presencia de azúcar en la orina de las personas diabéticas.

¿Es la diabetes una enfermedad contagiosa?

No. La diabetes no es una enfermedad como el catarro común, el SIDA u otra enfermedad de tipo infecciosa. Por tanto, nadie puede ser contagiado de diabetes por otra persona o un animal, de la misma forma que ningún diabético puede transmitir su enfermedad a aquellos que tengan contacto con él.

Sí se ha comprobado que la diabetes se desarrolla por una tendencia hereditaria, por tanto, una persona puede enfermar de diabetes tipo 1 al exponerse a un factor desencadenante del medio ambiente. Tal factor, muchas veces desconocido, precipita el inicio de la enfermedad.

Por otro lado, alguien puede desarrollar diabetes tipo 2 si, además de heredar el gen, engorda y no practica ejercicios físicos de forma sistemática. También hay otras causas que no deben pasarse por alto como: consumir alcohol excesivamente y de forma prolongada o tener altos niveles de hierro en la sangre.

Son muchas las causas que pueden provocar la diabetes, pero adquirirla por contagio de otra persona no se cuenta entre ellas.

Finalmente, ofrecemos una prueba sencilla a través de la cual una persona puede estimar su riesgo a padecer de diabetes. Este *test* de auto evaluación fue propuesto por la Asociación Norteamericana de la Diabetes (ADA) en el año 1998.

Responda con sinceridad las siguientes preguntas y si la respuesta es afirmativa anote los puntos indicados entre paréntesis. Al final sume los puntos acumulados. Las preguntas son:

1. Calcule su índice de masa corporal (kg/m^2) dividiendo su peso corporal en kg por el cuadrado de su estatura en metros (peso / talla talla). ¿Es su índice de masa corporal mayor de 25? (5 puntos).

2. ¿Tengo menos de 65 años de edad y no realizo ejercicios físicos habitualmente? (5 puntos).

3. ¿Tengo entre 45 y 64 años de edad? (5 puntos).

4. ¿Tengo más de 65 años de edad? (9 puntos).

5. ¿Soy una mujer que dio a luz un niño que pesó al nacer 9 libras o más? (1 punto).

6. ¿Tengo una hermana o hermano que padece de diabetes? (1 punto).

7. ¿Alguno de mis padres padece de diabetes? (1 punto).

Evaluación:

Si la suma de los puntos es igual o menor a 2 puntos, su riesgo de parecer diabetes es muy bajo.

Si la puntuación oscila entre 3 y 9, su riesgo es bajo pero no debe descuidarse, ya que el mismo podría incrementarse en el futuro. Trate de mantener un estilo de vida saludable a través de una dieta adecuada y la práctica regular de actividad física.

Si la puntuación es igual o mayor de 10, usted tiene un alto riesgo de ser diabético. No obstante, el médico es el único que puede establecer el diagnóstico definitivo de la enfermedad. Consúltelo y hágale saber su preocupación.

¿Es la diabetes una enfermedad curable?

Eso depende de lo que se considere "curable". Hasta hoy se reconoce que la diabetes es una enfermedad crónica, que una vez desarrollada acompañará a quien la padece por el resto de su vida. Sin embargo, la diabetes puede tener muchas causas y, en consecuencia, muchas maneras de abordar su definitiva curación.

En los últimos años se ha logrado un importante avance hacia la prevención y el tratamiento de esta enfermedad. Se piensa que la curación final será, probablemente, el reemplazo de las células del páncreas encargadas de producir la insulina, lo cual podría hacerse insertando un dispositivo regulado por control remoto que bombee automáticamente insulina a la sangre, según la información proveniente de un censor de glucosa. Esta bomba implantable ya ha sido diseñada y se ha probado en cientos de personas en todo el mundo, mientras que el censor de glucosa se encuentra en desarrollo y debe quedar disponible en un futuro próximo.

Otro enfoque consiste en trasplantar las células que producen insulina de un donante sano a un diabético. Aunque esta posibilidad ha sido probada con relativo éxito en animales de laboratorio, parece ser difícil en los humanos, debido a que nuestro cuerpo tiende a rechazar las células provenientes de otras personas.

Por último, no debe dejar de mencionarse la prometedora posibilidad que brinda la ingeniería genética de crear un páncreas a partir de células madres.

En resumen, se espera que a la vuelta de unos 10 años se hayan logrado importantes resultados en la definitiva curación de algunos tipos de diabetes.

¿Es posible prevenir la diabetes?

La mayoría de los científicos y expertos en diabetes consideran que la respuesta es sí. No obstante, dado que las causas de la diabetes tipo 1 y tipo 2 son diferentes, los enfoques de prevención son específicos para cada clase de diabetes.

Se piensa que el tipo 1 es causado por una reacción parecida a la que tiene lugar al producirse la alergia, tal vez a la misma insulina, el páncreas o sustancias provenientes de éste. De ser así, este tipo de diabetes podría prevenirse administrando pequeñas dosis de insulina a las personas propensas a padecer la enfermedad, de manera similar a las vacunas que se utilizan en el asma y otras afecciones.

En cuanto a la diabetes tipo 2, cuya causa no está relacionada con una reacción parecida a la alergia, sino con un defecto hereditario que disminuye la sensibilidad de los tejidos a la insulina, la prevención debe hacerse esencialmente adoptando para siempre estilos de vida saludables que incluyan: una dieta sana rica en vegetales y frutas, la práctica sistemática de actividad física, mantener un adecuado peso corporal, evitar el consumo excesivo de alcohol y no fumar, entre otros.

Por último debe señalarse que, recientemente, se ha experimentado con la administración temprana de ciertos medicamentos para prevenir la diabetes tipo 2. Algunas instituciones científicas de reconocido prestigio están probando prometedores enfoques preventivos, tal vez, a la vuelta de unos pocos años se cuente con una respuesta definitiva. Por el momento, la adopción de una forma de vida sana constituye el principal baluarte en la prevención de la diabetes tipo 2.

¿Cuáles son los tipos de diabetes que existen?

Un Comité de Expertos de la Asociación Norteamericana de la Diabetes (ADA), estableció en 1997 una nueva clasificación de la enfermedad que incluye cuatro grupos fundamentales basados en las causas de la diabetes.

Elementos esenciales de cada grupo:

Grupo 1 (Diabetes mellitus tipo 1): A esta forma de diabetes se le llama también diabetes juvenil, pues ocurre más frecuentemente en niños y jóvenes (menores de 30 años). La misma es producida por la destrucción de las células del páncreas encargadas de fabricar la insulina, lo que conlleva a que los individuos afectados necesiten de inyecciones diarias de la hormona (por lo que también se le suele llamar diabetes mellitus insulinodependiente), debido a que su páncreas no es capaz de producirla. Se considera que esta forma de la enfermedad incluye sólo entre el 5 y el 10% de todos los pacientes diabéticos.

Grupo 2 (Diabetes mellitus tipo 2): También llamada diabetes mellitus del adulto, ya que se desarrolla en edades más tardías de la vida. Es la forma más común de la enfermedad. Afecta entre 90 y el 95 % de las personas que la padecen. En ella el páncreas puede producir cantidades insuficientes de insulina o niveles normales e incluso altos, por lo que el trastorno está más relacionado con una inadecuada utilización de la hormona por parte de las células del cuerpo. Este tipo de diabetes generalmente no requiere de las inyecciones de insulina, por lo que se le ha dado en llamar diabetes no insulinodependiente; además, se ha comprobado que en el diabético tipo 2 el ejercicio brinda beneficios más marcados.

Grupo 3. Diabetes Gestacional: Se trata de una diabetes que aparece en el embarazo, por lo general entre el segundo y el tercer trimestre del mismo, casi siempre este trastorno desaparece después del parto, aunque aquellas mujeres que lo han padecido tienen un mayor riesgo de desarrollar en el futuro una diabetes permanente.

Grupo 4. Diabetes producida por otras causas: En este grupo se incluye una serie de formas de diabetes específicas, pero generalmente poco comunes que son secundarias a otras enfermedades, consumo de medicamentos, defectos genéticos, etc.

Aunque estos grupos recogen las formas de presentación de la enfermedad nuestro interés fundamental se centrará en los tres primeros grupos y especialmente en la diabetes tipo 2, pues en ella se cuenta con un mayor cúmulo de evidencias científicas referido a los beneficios de la actividad física como medida terapéutica y preventiva no medicamentosa.

¿Cuáles son las señales de alarma en la diabetes tipo 1 y la diabetes tipo 2?
Existen algunas señales de alarma que son comunes para ambos tipos de diabetes, sin embargo, algunas de ellas son más marcadas en un determinado tipo. A continuación se ofrecen las señales de alarma características de cada tipo.

Tipo 1
– Altos niveles de azúcar (glucosa en la sangre).
– Frecuentes deseos de orinar (incluso, los niños suelen orinarse en la cama).
– Hambre y sed extrema.
– Marcada pérdida de peso corporal.
– Debilidad y cansancio

- Confusión mental y cambios del comportamiento
- Nauseas y vómitos

Tipo 2
- Cualquiera de las señales de alarma antes mencionadas, aunque en ocasiones menos marcadas.
- Infecciones repetidas o de difícil curación en la piel, la ingle, los órganos genitales, la boca, etc.
- Visión borrosa.
- Calambres y pérdida de la sensibilidad en las manos y los pies.

¿Cómo establece su médico el diagnóstico de diabetes?
Conjuntamente con las señales de alarma que se relacionan en la pregunta anterior, el médico dispone de pruebas para determinar la concentración de azúcar en la sangre bajo determinadas condiciones. Existen varios criterios para arribar al diagnóstico de la diabetes, los cuales difieren ligeramente. Nosotros ofrecemos las normativas propuestas por la Asociación Norteamericana de la Diabetes (ADA):
- Síntomas de diabetes unidos a una concentración de glucosa en sangre igual o superior a 200 mg/dl (11,1 mmol/L) en una medición casual, o sea en cualquier momento del día, independientemente de si la persona ha ingerido o no alimentos.
- Niveles de glucosa en sangre medidos en ayunas iguales o superiores a 126 mg/dl (7,0 mmol/L).
- Prueba de tolerancia a la glucosa o PTG (medición de la glucemia a las dos horas de haber ingerido 75 g de dextrosa diluidos en agua) que arroje valores de glucosa sanguínea iguales o superiores a 200 mg/dl (11,1 mmol/L).

Ante la presencia de al menos uno de estos tres signos, el médico establecerá el diagnóstico de diabetes mellitus.

¿Qué efectos a corto plazo puede ocasionar la diabetes en el organismo?

A corto plazo, la diabetes puede ocasionar un aumento tal de los niveles de azúcar en la sangre que provoque deshidratación severa, confusión mental y pérdida de la conciencia (síndrome hiperosmolar no cetónico). Este suceso se presenta en el diabético tipo 2. Por su parte el diabético tipo 1 puede desarrollar lo que se conoce como cetoacidosis diabética, donde los niveles de grasa en sangre (cuerpos cetónico) aumentan espectacularmente.

Por suerte estas complicaciones agudas son poco frecuentes en los pacientes tratados adecuadamente y una vez que tienen lugar suelen tratarse con éxito en nuestro sistema de urgencias.

¿Cuáles son las consecuencias a largo plazo de la diabetes?

Como se explicó anteriormente, la diabetes puede propiciar episodios agudos que incluso podrían dar al traste con la vida del enfermo, sin embargo, en la actualidad no son estas complicaciones las que más atentan contra la calidad y la esperanza de vida de estas personas. Existen muchas complicaciones que se presentan a largo plazo como consecuencia de un inadecuado control de la enfermedad, teniendo como base el daño que los niveles altos y mantenidos de azúcar en sangre (hiperglucemia) ocasionan, tanto en los nervios periféricos como en los vasos sanguíneos de pequeño calibre. El daño sobre los nervios periféricos provoca pérdida de la sensibilidad, especialmente en las piernas y los pies. Otras alteraciones como estreñimiento, diarreas, pérdida de la percepción del llenado de la vejiga, disfunción sexual e incluso infarto del corazón sin dolor, están relacionadas con el daño del sistema nervioso autónomo. Por su parte, las afectaciones de los vasos de pequeño calibre (microangiopatía) unido a los trastornos de la sensibilidad antes mencionados, facilitan el desarrollo de lesiones en los pies y las piernas (pie diabético), que incluso pueden afectar los huesos del pie (enfermedad Charcot), con el consiguiente aumento del riesgo de amputación, así como afecciones en los vasos que riegan la retina, provocando una pérdida de la visión de mayor o menor envergadura.

Finalmente, el aumento de la acumulación de grasa en los vasos sanguíneos secundario a los altos niveles de azúcar en sangre provoca el endurecimiento de las arterias y la pérdida de la elasticidad en las mismas, lo que constituye la base de la enfermedad isquémica cardiaca, cerebral y renal.

¿Cuáles son los pilares en que se sustenta el tratamiento del paciente diabético?

Desde hace algún tiempo se ha reconocido que el tratamiento de la diabetes es efectivo si contempla cuatro aspectos básicos de máxima importancia en el control de la enfermedad y en la disminución del riesgo de sus complicaciones. Estos pilares son:

1. Educación sobre todos los aspectos relacionados con la enfermedad y los cuidados que la misma implica.
2. Dieta adecuada, donde se restrinjan al máximo los alimentos ricos en grasas y azúcar refino, otorgándose la mayor prioridad a frutas, vegetales y alimentos ricos en carbohidratos complejos, los cuales se han de administrar de acuerdo al gasto calórico del individuo y repartidos en 6 raciones diarias.
3. Insulina o tabletas para disminuir el azúcar en la sangre, según lo indique el médico.

4. Ejercicios físicos sistemáticos y correctamente dosificados.

¿Se asocia la diabetes con la hipertensión arterial?

Además de la aterosclerosis, la hipertensión arterial, ya sea por sí sola o en combinación con la cardiopatía isquémica, es una de las más importantes causas de enfermedad y muerte en las personas diabéticas. El tipo más común de hipertensión que se asocia con la diabetes es la que se conoce como esencial o primaria (causa desconocida), también se relacionada con la obesidad (especialmente en la región abdominal) y la resistencia de los tejidos a la acción de la insulina.

En el diabético tipo 1, suelen producirse afectaciones de las arterias debido al desarrollo de aterosclerosis generalizada en edades tempranas, lo que contribuye también al establecimiento de la hipertensión.

¿Existe alguna relación entre la forma del cuerpo y la diabetes tipo 2?

Sí. Se ha comprobado que aquellos individuos cuya acumulación de la grasa corporal tiene lugar de forma mayoritaria alrededor de la cintura, poseen un mayor riesgo de desarrollar diabetes, aun cuando no sean francamente obesos o cuando se les compara con sujetos que, a pesar de tener una cantidad similar de grasa, la misma se acumula preferentemente en las nalgas y los muslos.

Algunos expertos consideran que la distribución que adopta la grasa en el cuerpo tiene mayores implicaciones sanitarias que la cantidad absoluta o relativa de la misma. Según esta distribución se han definido dos biotipos humanos. El primero se conoce como androide o en forma de manzana, se caracteriza por un mayor cúmulo de grasa a nivel del abdomen y es más frecuente en el sexo masculino. El segundo se denomina ginoide o en forma de pera y la grasa se ubica mayoritariamente en las nalgas, las caderas y los muslos, siendo más común en las mujeres. Las personas con una distribución de la grasa de tipo androide son más propensas a desarrollar no sólo diabetes mellitus, sino muchas otras enfermedades crónicas como: hipertensión arterial, enfermedad isquémica del corazón, trastornos de los lípidos sanguíneos, enfermedad de la vesícula biliar y algunas formas de cáncer.

Por último, no debe pasarse por alto que la herencia juega un papel definitivo en el desarrollo de la diabetes. Así, aquellos sujetos con una historia familiar de la enfermedad suelen convertirse en diabéticos, aunque tengan menor cantidad de grasa abdominal que otros que no tienen dicha herencia.

¿Qué es la diabetes gestacional?

Durante el embarazo el cuerpo de la mujer produce una gran cantidad de hormonas, y algunas tienen el efecto de bloquear la acción de la insulina. Ello trae consigo una disminución de la capacidad de las células del cuerpo para captar cantidades suficientes de glucosa. Este fenómeno incrementa los niveles de azúcar en sangre.

En la mayoría de las embarazadas el páncreas simplemente produce más insulina para contrarrestar este efecto, pero en algunas, esta producción extra de insulina no es suficiente y desarrollan diabetes gestacional.

¿Qué es el síndrome metabólico?

Antes de responder esta pregunta es necesario centrarse primero en el significado de la palabra síndrome, que no es más que el conjunto de signos y síntomas que tipifican o caracterizan una determinada enfermedad.

Desde hace ya algún tiempo los científicos se dieron cuenta de que algunos trastornos como la hipertensión, la obesidad, la diabetes o las anormalidades de los lípidos sanguíneos (colesterol y triglicéridos) no eran fenómenos aislados, sino que coexistían en algunas personas. Tal coexistencia empeora el cuadro de salud de un individuo y reduce sus esperanzas y calidad de vida. Precisamente, el síndrome metabólico es la combinación de cuatro trastornos:

- Obesidad, especialmente en la región del abdomen.
- Resistencia a la insulina que trae consigo intolerancia a la glucosa o diabetes mellitus franca.
- Hipertensión arterial.
- Anormalidades de los lípidos de la sangre (altos niveles de colesterol total, triglicéridos, LDL-colesterol y VLDL-colesterol, así como bajas cifras de HDL-colesterol).

Por las implicaciones sanitarias que poseen los cuatro trastornos que componen al síndrome metabólico se le ha dado en llamar "El Cuarteto de la Muerte".

¿Es probable que una persona con intolerancia a la glucosa se convierta en diabético más tarde en la vida?

Sí. La intolerancia a la glucosa es un trastorno peligroso que aparece antes del debut de la diabetes tipo 2. Si el mismo se logra revertir a través de la dieta y la actividad física se puede evitar la diabetes. La intolerancia a la glucosa es un estado limítrofe entre los niveles normales de azúcar en sangre y la diabetes franca. Para establecer su diagnóstico el médico se basa en una prueba conocida como prueba de tolerancia a la glucosa o PTG, la cual se explicó anteriormente. Según la ADA, si la PTG arroja valores de glucosa sanguínea que oscilen entre

140 mg/dl (7,8 mmol/L) y 200 mg/dl (11,1 mmol/L) la persona presenta una intolerancia a la glucosa.

Se piensa que cada año el 5% de las personas con este estado se convierten en diabéticos, lo que implica que si alguien vive por 5 años con el trastorno, su riesgo de desarrollar diabetes aumentará hasta un 25%.

Por lo general, las personas con intolerancia a la glucosa están sobrepeso o son obesas, tienen hábitos sedentarios y poseen parientes cercanos que padecen de diabetes.

Se afirma que a través del ejercicio sistemático y la pérdida de peso se logra disminuir ostensiblemente el riesgo de que alguien con intolerancia a la glucosa se convierta definitivamente en diabético. Una vez diagnosticado este trastorno es recomendable determinar los niveles de azúcar en sangre al menos una vez al año y si éstos se encuentran elevados, la persona debe afanarse en disminuirlos y mantenerlos en el rango adecuado.

¿Por qué los diabéticos suelen subir de peso después de tener un mejor control de la enfermedad?

Muchos diabéticos, cuya enfermedad se encontraba descompensada y logran un adecuado control de la misma a través del tratamiento, suelen experimentar cierta ganancia de peso corporal. Ello obedece a que cuando el azúcar en la sangre estaba elevada, perdían muchas calorías en la orina, pues los riñones tienen una capacidad limitada para absorber el azúcar y por tanto dejan pasar el extra de la misma en la orina. Estas pérdidas de azúcar en la orina comienzan cuando los niveles en sangre son de 11,1 mmol/litro (200 mg/dl) aproximadamente. Por tanto, el diabético descompensado pierde parte de las calorías que come cuando el azúcar de su sangre excede este valor. Aunque ello podría parecer una forma ideal para bajar de peso, en realidad es perjudicial, pues los elevados niveles de azúcar dañan muchas partes del cuerpo. Además, el organismo necesita de la insulina para almacenar las proteínas y mantener la musculatura intacta.

Por tanto, una vez logrado el control de su enfermedad, el diabético debe enfatizar en la práctica de ejercicios sistemáticos, así como en una dieta adecuada, sin abandonar los medicamentos orientados por el médico.

¿Cómo se clasifican los ejercicios físicos?

Existen muchas formas de clasificar los ejercicios físicos, algunas de las cuales aunque puedan resultar más exhaustivas rebasan el alcance de este libro. Por tanto centraremos nuestra atención en una clasificación basada en dos criterios fundamentales:

1. Según el tipo de contracción muscular:
   - Ejercicios estáticos: Son aquellos donde la resistencia a vencer es mayor que la fuerza desplegada por los músculos, por lo que no se produce desplazamiento de los segmentos corporales involucrados. A este tipo de ejercicio se le llama también isométrico (iso = igual; métrico = medida). Un ejemplo del mismo puede observarse cuando se empuja una pared o al intentar levantar un objeto fijo al suelo.
   - Ejercicios dinámicos: También llamados isotónicos. Tienen lugar cuando la resistencia a vencer es menor que la fuerza que pueden desplegar los músculos, por lo que se manifiesta un desplazamiento de los segmentos corporales. Ejemplos de este tipo de ejercicio son: caminar, nadar, correr, saltar, etc.

En la actividad física es muy raro encontrar ejercicios que sean puramente de un tipo u otro. Por lo general se observa un predominio de una determinada forma de contracción muscular y sobre esa base se clasifican los ejercicios. Así se tiene que el levantamiento de pesas es considerado un ejercicio estático o isométrico, mientras que caminar se clasifica como dinámico.

2. Según la forma de obtención de la energía:

El organismo obtiene la energía necesaria para la contracción muscular a través de la conversión de los macronutrientes en trifosfato de adenosina (ATP). Existen dos formas básicas para la formación del ATP, las cuales determinan dos tipos diferentes de ejercicios, a saber:

– Ejercicios aeróbicos: Son aquellos en que la formación del ATP se produce a expensas de la oxidación de los macronutrientes en una estructura especial de la célula llamada mitocondria. El rasgo distintivo de este tipo de ejercicio es la presencia de oxigeno en el proceso de producción del ATP. Estos ejercicios tienen lugar en actividades de carácter continuo donde se involucran grandes planos musculares como caminar, trotar, nadar, remar, pedalear, etc., realizados por un tiempo prolongado y a una intensidad que permita el trabajo de larga duración. Entre más prolongada sea la actividad física más acentuado será su carácter aeróbico.

– Ejercicios anaeróbicos: Tienen lugar cuando la obtención del ATP se efectúa a partir de la degradación de los macronutrientes (especialmente el azúcar) por la acción de las enzimas, por lo que no se requiere de la presencia de oxígeno. Este tipo de ejercicio se manifiesta en actividades físicas de poca duración pero de gran intensidad. Así, ejercicios como correr, nadar y pedalear pueden tener un carácter anaeróbico si se realizan vigorosamente. Los ejercicios estáticos son predominantemente anaeróbicos, mientras que los dinámicos pueden ser aeróbicos o anaeróbicos en dependencia de la intensidad del esfuerzo y del tiempo de su ejecución.

¿Cuáles son los principios que deben regir un programa de ejercicios físicos?

Cuando se intenta diseñar un programa de ejercicios físicos se ha de tener en cuenta una serie de principios universales para todos los programas, sin importar que éstos vayan dirigidos a deportistas de alto rendimiento, mujeres embarazadas o pacientes diabéticos.

A continuación se relacionan y explican brevemente cada uno de estos principios:

- Principio de la especificidad del entrenamiento: Este principio establece que las adaptaciones funcionales y estructurales producidas en el organismo a consecuencia del entrenamiento son específicas para el tipo de ejercicio y los músculos involucrados. Por ejemplo, si se ejercitan sólo los brazos, poco repercutirá ello en los músculos de las piernas.
- Principio de la sobrecarga: Para lograr mejorías en los componentes de la aptitud física el organismo tiene que ser sometido a una carga de trabajo superior a la que el individuo está acostumbrado.
- Principio del aumento progresivo de la carga: El organismo tiene la capacidad de adaptarse con relativa facilidad a la carga impuesta cuando ésta se repite por varios días. Por ello, para lograr mejorías ulteriores es necesario incrementar de forma gradual y progresiva la carga de trabajo físico sobre la base de los resultados que

se vayan alcanzando. De lo contrario la carga de trabajo dejará de constituir un estímulo para el desarrollo de la aptitud física.

- Principio de la individualidad: Las respuestas de cada persona al estímulo del entrenamiento son muy variables y dependen de factores como: la edad, el sexo, el nivel de aptitud física inicial y el estado de salud, entre otros. Por tanto, al diseñar un programa de ejercicios debe tenerse en cuenta las características individuales de cada sujeto, así como sus objetivos y metas personales.
- Principio de la reversibilidad: Los efectos positivos y los beneficios para la salud de la actividad física no son vitalicios, se pierden con relativa rapidez cuando se abandona el entrenamiento. Se ha podido comprobar que en unas cuantas semanas se pierde todo o casi todo lo logrado durante años de ejercitación sistemática.
- Principio de la sistematicidad: Las adaptaciones al entrenamiento físico y sus consecuentes beneficios para la salud no se logran en pocos días de ejercicio o cuando se dejan prolongados lapsos de tiempo sin entrenar. Los programas de ejercicios deben ser diseñados sobre la base de una frecuencia óptima de las sesiones de entrenamiento.
- Principio de la relación trabajo descanso: Para que el ejercicio brinde de manera eficiente todas sus bondades y beneficios es necesario mantener una adecuada relación entre el trabajo y el descanso. Este descanso permitirá que los diferentes sistemas funcionales y metabólicos del organismo se recuperen del esfuerzo que se les impuso y asimilen la carga física, para así lograr las adaptaciones que garantizan la elevación de la aptitud física.

¿Cómo el organismo obtiene la energía necesaria para el ejercicio?

La energía que emplea el organismo en todos los procesos vitales incluido el ejercicio, proviene de los alimentos ingeridos, los cuales contienen: carbohidratos, lípidos y proteínas (macronutrientes); el resto de los nutrientes (vitaminas, minerales y agua) no aportan energía.

Estos macronutrientes se someten a complejos procesos químicos, primero en el aparato digestivo, que los convierte en sustancias más asimilables y sencillas para el organismo. Posteriormente, pasan a la sangre y a las células del cuerpo donde son procesados por la acción de fermentos especiales (enzimas) u oxidados por el oxigeno que llega a la célula disuelto en la sangre y proveniente de los pulmones

De esta forma buena parte de los macronutrientes se convierten en una sustancia llamada trifosfato de adenosina (ATP), que constituye el combustible del organismo y es utilizada por los músculos para su contracción, así como por los pulmones, el corazón, el cerebro y los vasos sanguíneos para cumplimentar su respectivas funciones durante el esfuerzo físico.

¿Qué efectos tiene el ejercicio sobre las concentraciones de glucosa en la sangre?

Como es de suponer, el ejercicio físico impone un mayor consumo de energía al organismo. Buena parte de dicha energía proviene de la glucosa sanguínea. Por tanto, aunque el cuerpo intenta siempre mantener en niveles relativamente constantes las concentraciones de glucosa en sangre (glucemia) a través de mecanismos muy complejos y eficientes, cuando el ejercicio es extremadamente prolongado y agotador puede producir una disminución intensa de la glucosa en sangre, un estado que se conoce como hipoglucemia.

¿Varían de igual manera los niveles de azúcar en sangre ante los diferentes tipos de ejercicios?

Definitivamente, no. Como ya se explicó anteriormente, el organismo cuenta con mecanismos altamente eficientes que intentan mantener en todo momento la concentración de azúcar sanguínea dentro de un rango relativamente estrecho. Ello es de suma importancia para el cerebro, el cual requiere exclusivamente de la glucosa como combustible para desarrollar sus funciones. No obstante, en ocasión de un ejercicio prolongado y extenuante las reservas de azúcar acumuladas en el hígado y los músculos pueden agotarse y por consiguiente puede disminuir la glucemia, provocando un estado conocido como hipoglucemia.

Sin embargo, cuando se realiza un ejercicio de gran intensidad y relativamente corta duración (ejercicio anaeróbico) la tasa de movilización del azúcar de la reserva de los músculos y el hígado supera a la tasa de utilización por los músculos en actividad. Por ello, en lugar de disminuir la glucosa en sangre, se produce un incremento de su concentración (hiperglucemia). Este fenómeno puede hacerse aun más manifiesto en los diabéticos, los cuales poseen un trastorno en el metabolismo de la glucosa. De aquí se infiere que dichos individuos deben evitar los ejercicios de gran intensidad a fin de prevenir la hiperglucemia y el eventual desarrollo de cetosis.

¿Qué es el sobreentrenamiento?

Se entiende por sobreentrenamiento al exceso de ejercicio físico que trae consigo una fatiga prolongada y una disminución del desempeño físico. La persona sobre entrenada muchas veces es incapaz de mantener la carga de trabajo o desempeñarse al nivel que esperaba. El sobreentrenamiento muchas veces es el resultado de un incremento demasiado rápido de la intensidad o el volumen de entrenamiento sin permitir una adecuada recuperación entre las sesiones de ejercicios.

Existen algunas señales que pueden avisarle al diabético sobre la presencia de este estado:

- Dolor intenso en los músculos al día siguiente de la sesión de ejercicios.
- Incremento gradual del dolor muscular de una sesión de entrenamiento a la otra.
- Pérdida no deseada de peso corporal.
- Imposibilidad de culminar una sesión de entrenamiento que normalmente se cumplimentaba sin dificultad.
- Incremento de la frecuencia de las pulsaciones cardíacas en reposo (tomada al despertar por la mañana) entre 8 y 10 latidos/minutos.
- Incremento de la frecuencia de enfermedades virales como resfriados y catarro común.
- Dolor de cabeza frecuente.
- Pérdida del apetito (anorexia).
- Incremento del tamaño de los ganglios linfáticos en el cuello, la ingle y las axilas.
- Estreñimiento o diarreas frecuentes.
- Inexplicable disminución de la aptitud física.

La prevención del estado de sobreentrenamiento se basa en el equilibrio óptimo entre el trabajo y el descanso, así como el respeto de los principios del entrenamiento físico y de las recomendaciones establecidas para el paciente diabético en cuanto a la prescripción de la actividad física.

Capítulo II
Beneficios y riesgos del ejercicio

¿Contribuye la actividad física sistemática al control de los niveles de azúcar en sangre del diabético?

Se ha comprobado que sí, pero sólo en los pacientes con diabetes tipo 2, que son mayoritarios. Múltiples experimentos científicos, tanto en animales como en humanos, han demostrado que el ejercicio incrementa la acción de la insulina de manera inmediata, lo que propicia una mejor captación de la glucosa por parte de los tejidos. Tal es así, que a los diabéticos se les recomienda disminuir su dosis de insulina antes de la sesión de ejercicios. A largo plazo el ejercicio tiende a disminuir el tejido adiposo, el cual posee la característica de ser resistente a la acción de la insulina, y aumentar la masa muscular, que es por el contrario un tejido sensible a esta hormona.

A pesar de que la actividad física no tiene el mismo impacto beneficioso en el control de la glucemia en el diabético tipo 1, es innegable que le confiere significativos beneficios en la disminución de los factores de riesgo y las complicaciones asociadas con la enfermedad como: control de los lípidos sanguíneos, aumento de la masa muscular, retardo del proceso de aterosclerosis, entre otros.

¿Resulta beneficioso el ejercicio físico en los pacientes con alteraciones en los niveles de colesterol?

En efecto, las evidencias científicas indican que la actividad física sistemática, especialmente cuando la misma tiene un carácter aeróbico, suele disminuir las cifras de colesterol en sangre. Incluso, lo que es más importante aún, se establece un perfil más favorable de los componentes que conforman al colesterol total, en el sentido de que disminuyen las fracciones que son perjudiciales para la salud como las lipoproteínas de baja y muy baja densidad (LDL-colesterol y VLDL-colesterol, respectivamente), las cuales conjuntamente con los triglicéridos propician el desarrollo de la aterosclerosis. Por otro lado, el ejercicio tiende a incrementar los niveles de la fracción beneficiosa del colesterol, o sea, las lipoproteínas de alta densidad (HDL-colesterol), a las que se les atribuye una significativa acción antiaterogénica.

¿Disminuye el ejercicio la grasa que se acumula alrededor de la cintura?

Probablemente sí. Se ha comprobado que el diabético tipo 2 suele tener una mayor propensión a la obesidad y a la acumulación de grasa alrededor de la cintura. Estudios bien controlados han concluido que, por suerte, este tipo de distribución de la grasa en el organismo es más proclive a mejorar con el ejercicio y las restricciones dietéticas, a diferencia de la obesidad de tipo ginoide que, aunque menos dañina para la salud, suele ser más rebelde al tratamiento reductor.

Más importante aún es el hecho de que la actividad física contribuya sustancialmente a disminuir la grasa depositada dentro del abdomen, a la cual se le atribuyen efectos deletéreos, especialmente en los individuos diabéticos o con antecedentes familiares de la enfermedad.

¿Qué beneficios le brinda el ejercicio físico al diabético que es además hipertenso?

El ejercicio físico reduce la presión arterial en los pacientes hipertensos, un efecto que es observable al cabo de aproximadamente 10 semanas de entrenamiento. Aunque el mecanismo de este efecto antihipertensivo del ejercicio aún no se ha aclarado por completo, se piensa que la mejoría de la sensibilidad de los tejidos a la insulina y la reducción de la misma en sangre podrían estar implicados en la reducción de la presión arterial.

Otro efecto palpable del ejercicio físico sobre la presión arterial ocurre en las primeras horas después de culminada la actividad, donde se aprecia una reducción de las cifras tensionales que puede perdurar entre 6 y 8 horas.

Antes de comenzar un programa de ejercicios los diabéticos hipertensos deben controlar su presión arterial en cifras inferiores a los 170 mmHg para la presión máxima (sistólica), ya que el ejercicio causa un incremento agudo de la misma y esta respuesta puede ser exagerada en el diabético.

¿Existen ejercicios específicos para reducir la grasa de una determinada región del cuerpo?

Definitivamente no. Los ejercicios para regiones específicas del cuerpo (por ejemplo, los abdominales) no son más efectivos que los ejercicios aeróbicos como caminar, trotar, etc., en la disminución de la grasa de una determinada zona del cuerpo. Esto ha sido verificado a través de estudios, donde se han comparado ejercicios para una zona bien circunscrita con otros más generales. Se ha concluido que la distribución de la grasa y su movilización parecen seguir un patrón biológicamente selectivo que es independiente del tipo de ejercicio. En otras palabras, aunque la actividad física pueda ayudar a reducir la grasa, tal disminución no es específica para la región del cuerpo más involucrada en un determinado movimiento.

¿Puede el ejercicio contribuir a contrarrestar los desarreglos que conforman el síndrome metabólico?

Sí. Existen en la actualidad suficientes pruebas científicas que acreditan a la actividad física sistemática como una modalidad terapéutica de interés en el tratamiento y prevención de los trastornos que componen al síndrome metabólico. Incluso, aquellas personas menos familiarizadas con las ciencias biomédicas relacionadas con el ejercicio, reconocen que el mismo es un complemento insoslayable a las dietas bajas en calorías que se emplean para el tratamiento de la obesidad. La disminución del peso y más específicamente de la grasa corporal, mejora los niveles de los lípidos en sangre, reduce la presión arterial y la resistencia de los tejidos a la insulina, con el consiguiente aumento de la tolerancia a la glucosa.

Algunos de estos cambios favorables se logran aún sin que se produzcan marcadas reducciones de peso corporal, lo que sugiere un efecto independiente de la actividad física sobre los mismos.

¿Qué beneficios psicológicos le brinda la actividad física al diabético?

Además de los consabidos beneficios en el orden metabólico y funcional que el diabético puede obtener a través de un programa de actividad física sistemática, también recibirá beneficios de índole psicológicos, no menos importante. Entre ellos se pueden mencionar:

- Mejora de la autoestima.
- Manejo más adecuado de la ansiedad y la depresión.
- Mejor integración al entorno social.
- Desarrollo de la voluntad y la perseverancia.
- Disminución de la agresividad, la hostilidad y el individualismo.
- Alivio del estrés.
- Desarrollo del compañerismo y la solidaridad humana.

¿Es recomendable el ejercicio para la mujer con diabetes gestacional?

Si bien es cierto que la aplicación del ejercicio en la diabetes gestacional ha sido menos estudiada, existen suficientes pruebas científicas que apoyan la utilización de la actividad física en este tipo de diabetes.

El ejercicio puede ser aplicado durante el embarazo como después del parto, siempre bajo la prescripción del médico, ya que algunas mujeres requieren de reposo durante su estado de gestación.

Una vez obtenida la autorización del médico para incorporarse al ejercicio, lo más recomendable es comenzar con un plan de caminatas a un ritmo moderado, durante un tiempo que oscile entre 20 y 40 minutos, realizado de 3 a 5 veces por semana. Pueden hacerse alternativamente otras actividades como pedalear en una bicicleta estática a una intensidad equivalente a la de la caminata. Deben evitarse ejercicios violentos que impliquen fuertes sacudidas o que conlleven al riesgo de caídas o contactos físicos fuertes. Están contraindicados también los saltos, juegos deportivos, etc.

Se ha informado que algunas atletas de alto rendimiento se mantienen entrenando durante los dos primeros tercios de su embarazo sin que ello reporte efectos adversos sobre ella o el feto.

Una vez alcanzados los beneficios producidos por el ejercicio físico sistemático, ¿perdurarán éstos para toda la vida?

Desagraciadamente no. Los beneficios que concede la práctica sistemática de ejercicios físicos correctamente dosificados tienen como base una serie de adaptaciones al esfuerzo que manifiestan los diferentes órganos y funciones del cuerpo. Al cesar el estímulo que promueve tales adaptaciones comienza un proceso relativamente rápido de inadaptación que da al traste con los beneficios obtenidos, de manera que en unas pocas semanas se ha perdido casi todo lo logrado a través de meses y años de entrenamiento. Por suerte, aquellos sujetos que se han ejercitado por más tiempo, al reincorporarse a la actividad física, logran recuperar con mayor celeridad un nivel de aptitud física equivalente al obtenido antes de interrumpir el entrenamiento.

Esta idea se expresa más claramente en un proverbio chino que versa:

"No temas avanzar lentamente, teme sólo a detenerte".

¿Puede el ejercicio por si sólo revertir todos los trastornos y riesgos para la salud asociados con la diabetes?

La respuesta a esta pregunta es un rotundo no. Muchas personas equivocadamente piensan que el ejercicio les confiere una especie de inmunidad contra todos los problemas que acarrea la diabetes u otras enfermedades crónicas. Sin embargo, el ejercicio no es una panacea que todo lo cura o previene.

El diabético debe reconocer que la única vía para manejar adecuadamente su enfermedad consiste en cumplimentar a cabalidad todos los aspectos que conforman el tratamiento integral de la misma: la dieta, las tabletas o la insulina según le haya indicado su médico, la educación sobre los cuidados que implica su enfermedad y la actividad física sistemática. Por tanto, el diabético no debe modificar su tratamiento por cuenta propia al haberse incorporado a un programa de ejercicios, ni siquiera al obtener de éste resultados positivos en el control de su enfermedad. Es el médico la única persona capacitada para introducir los cambios que considere pertinentes en dicho tratamiento.

¿Qué riesgos potenciales implica el ejercicio físico para el diabético?

A pesar de los beneficios que reporta la actividad física para el ser humano y en especial para los diabéticos, es justo señalar que el mismo no está exento de ciertos riesgos, los cuales se amplían cuando el programa de entrenamiento no ha sido correctamente estructurado, respetando ciertos principios básicos o cuando el paciente hace caso omiso a las recomendaciones hechas por el médico, el fisioterapeuta o el profesor de gimnasia terapéutica.

De cualquier manera cuando se ponderan riesgos y beneficios del ejercicio físico para el diabético, los segundos superan con creces a los primeros. A continuación se ofrece una relación de los posibles efectos adversos de la actividad física para el diabético:

Sistema cardiovascular
- Mal funcionamiento cardíaco debido a enfermedad isquémica del corazón (a menudo silente).
- Incremento desmedido de la presión sanguínea durante el ejercicio.
- Hipotensión ortostática después del ejercicio.

Sistema microvascular
- Hemorragia de la retina.
- Incremento de la pérdida de proteínas en la orina (proteinuria).
- Aceleración de las lesiones de los vasos de pequeño calibre.

Metabólicas
- Aumento del azúcar en sangre (hiperglucemia) y cetosis.
- Decremento excesivo del azúcar sanguínea (hipoglucemia) en sujetos tratados con insulina o ciertas tabletas.

Sistema músculo-esquelético
- Úlceras en los pies, especialmente en presencia de trastornos de los nervios periféricos (neuropatía diabética).
- Lesiones ortopédicas (esguinces, fracturas, luxaciones, contusiones, desgarros musculares, etc.).
- Aceleración de la enfermedad articular degenerativa (artrosis).

¿Es cierto que el ejercicio puede provocar disminución excesiva de los niveles de azúcar en sangre en los diabéticos?

Definitivamente sí. El ejercicio extenuante y no controlado tiende a disminuir los niveles de azúcar en sangre, incluso, en las personas sanas. Este efecto se hace más marcado en los diabéticos que se inyectan insulina o los que toman ciertos medicamentos para controlar los niveles de azúcar en sangre. Ello está dado porque el ejercicio potencia la acción de la insulina, además de incrementar la utilización del azúcar por los músculos como combustible.

Sin dudas, la preocupación más acuciante que debe tener un diabético durante la sesión de entrenamiento es el riesgo de desarrollar una hipoglucemia, la cual puede presentarse no sólo durante el ejercicio, sino incluso pasado 2 ó 3 horas de finalizado el mismo.

¿Qué medicamentos tomados para la diabetes incrementan el riesgo de hipoglucemia durante el ejercicio y cuáles no?

El diabético tipo 2 toma ciertas tabletas que pueden incrementar el riesgo de desarrollar bajos niveles de azúcar en sangre durante el ejercicio. Sin embargo, otros medicamentos tomados para la diabetes no aumentan el riesgo de hipoglucemia inducida por el esfuerzo. Es necesario que los diabéticos conozcan cuales son las tabletas que pueden ocasionarle hipoglucemia durante y después del ejercicio.

Medicamentos que por si solos incrementan el riesgo de hipoglucemia	Medicamentos que por si solos no incrementan el riesgo de hipoglucemia *
Glibenclamida	Acarbosa
Tolbutamida (Diabetón)	Miglitol
Clorpropamida	Metformín
Tolazamida	Butformín
Gliburida	Fenformín
Glipizida	Roziglitazona
Glimepirida	Pioglitazona
Gliquidona	
Repaglinida	
* Pueden contribuir a la hipoglucemia si se usan en combinación con la insulina u otros medicamentos para disminuir el azúcar en sangre (hipoglucemiantes).	

¿Resulta beneficioso el ejercicio físico en el paciente diabético descontrolado?

Definitivamente, no. Primero que todo es importante establecer un adecuado control de la glucosa sanguínea antes de comenzar cualquier programa de ejercicio. Si el azúcar (glucosa) en sangre es muy alto y, especialmente, ha estado fuera de control por mucho tiempo, es importante consultar con el médico antes de comenzar los ejercicios.

Cuando los músculos no pueden captar la suficiente glucosa para satisfacer las altas demandas de energía impuesta por el ejercicio, el hígado responde produciendo más azúcar. Por otro lado, el cuerpo descompone rápidamente las reservas de grasa, lo que da lugar a la aparición de cuerpos cetónicos (que son un producto de la descomposición de las grasas), los cuales al aumentar en la sangre provocan la acidificación de la misma. La excesiva acumulación de glucosa y cetona en la sangre provoca deshidratación y un incremento del riesgo de lo que se conoce como cetoacidosis diabética, un estado que de no ser corregido a tiempo puede ocasionar shock, coma e incluso la muerte. Por tanto, aunque la actividad física por lo general ayuda a disminuir los niveles de azúcar en sangre, no puede considerarse una varita mágica que por si sola corrija los niveles de glucosa fuera de control.

¿Puede provocar el ejercicio efectos psicológicos negativos?

Sí. En algunas personas el ejercicio puede tener consecuencias psicológicas negativas. Un pequeño grupo de individuos pueden comenzar a ejercitarse de forma compulsiva, convirtiéndose en adictos al ejercicio. Se considera que tal situación está presente cuando el individuo se siente compulsado a hacer actividad física diariamente y llega a considerar que le resulta imposible vivir sin hacerlo. Cuando a tales pacientes se les priva del ejercicio experimentan síntomas como depresión, ansiedad e irritabilidad.

En muchas ocasiones la compulsión antes aludida va aparejada con anorexia nerviosa y bulimia, lo que puede acarrear exageradas pérdidas de peso con el consiguiente deterioro del estado de salud del individuo.

Capítulo III
Evaluación de la aptitud física del diabético

¿Necesita todo paciente diabético ser chequeado por el médico antes de comenzar un programa de ejercicios?

Sin lugar a dudas. Las personas diabéticas son más propensas a tener otras enfermedades asociadas y a desarrollar complicaciones propias de su afección, requiriendo de una exploración médica exhaustiva.

A partir de los hallazgos obtenidos por un chequeo médico completo, tanto el paciente como el fisioterapeuta o el profesor de gimnasia terapéutica podrán diseñar un programa de ejercicios físicos individualizados, según las particularidades propias de cada sujeto. Por tanto, resultaría una temeridad demasiado riesgosa que una persona diabética se involucrase en un programa de actividad física, sin antes consultar con su médico y discutir con él sus propósitos y el estado actual de su enfermedad.

¿Cada qué tiempo debe evaluar el diabético los resultados de su programa de ejercicios?

Aunque diariamente el diabético debe observar los cambios producidos en su organismo por el entrenamiento, cada 12 semanas deberá realizar una valoración exhaustiva de los componentes de la aptitud física. Es menester que el diabético llevé un registro de estas evaluaciones a fin de valorar objetivamente los progresos que vaya alcanzando.

Es probable que algunos beneficios derivados del entrenamiento sistemático puedan ser apreciados en un tiempo menor a las 12 semanas, mientras que otros podrán constatarse más tardíamente.

¿Es recomendable que el diabético se realice una prueba de esfuerzo para descartar una enfermedad cardiaca isquémica?

Probablemente. Sin embargo, eso es algo que el diabético debe consultar con su médico. La razón que inclina a pensar en la necesidad de que el diabético se someta a este tipo de pruebas radica en que su enfermedad es un factor coadyuvante para el desarrollo de la enfermedad cardiaca isquémica, la cual suele presentarse en estos individuos de forma silente (sin dolor). Algunas estadísticas de salud indican que un alto porcentaje de estos pacientes mueren a consecuencia de la enfermedad de las arterias coronarias.

Finalmente, debe aclararse que en ningún momento el diabético debe intentar realizar por sí sólo una prueba de esfuerzo, la cual puede ser únicamente administrada por personal técnico calificado y en un centro hospitalario.

¿Cómo se puede estimar la cantidad de energía gastada con el ejercicio físico?

Existen varios métodos para estimar la cantidad de energía gastada por la actividad física. Algunos de ellos (los más exactos), requieren de equipos costosos y no son factibles de aplicar en la práctica cotidiana. Explicaremos uno que por su sencillez y aceptable confiabilidad puede ser aplicado por cualquier diabético.

La fórmula general es:

Gasto energético (Kcal/min) = 0,0175 x peso corporal (kg) x gasto energético específico para la actividad (METS)

En la siguiente tabla se aprecia el gasto específico de algunas actividades físicas

Actividad	Descripción	Gasto energético
Pedalear	< 16 km/h	4,0
	16 a 19 km/h	6,0
	19 a 22 km/h	8,0
Gimnasia aeróbica	Bajo impacto	5,0
Ejercicios de acondicionamiento muscular	Planchas, cuclillas, abdominales, etc.	8,0
Trotar o correr	8 km/h	8,0
	9 km/h	10,0
	10 km/h	11,0
	11 km/h	11,5
	12 km/h	12,5
Caminar	< 3 km/h	2,0
	4 km/h	3,0
	5 km/h	3,5
	6 km/h	4,0
	7 km/h	4,5

Por ejemplo, supongamos a una persona de 70 kg que realiza una caminata por 30 minutos, a una velocidad de la marcha de 5 km/h:

Gasto energético = 0,0175 x 70 x 3,5

Gasto energético = 4,3 Kcal/min

O sea, que en cada minuto este individuo gasta 4,3 Kcal. Por tanto, si se desea estimar el gasto total de energía en que incurrió, se multiplica el gasto en cada minuto (4,3 Kcal) por el tiempo que duró la caminata (30 min.): 4,3 x 30 = 129 Kcal

En resumen, esta persona gastó 129 Kcal durante los 30 minutos de caminata.

¿Qué se entiende por aptitud física?

Antes de definir el término de aptitud física es necesario señalar que existe un concepto que está relacionado con el rendimiento deportivo, y otro que está vinculado con la salud humana, nosotros nos referiremos a este último.

La aptitud física está constituida por 4 componentes:

1. Aptitud física aeróbica: Es la capacidad del corazón, los pulmones, los vasos sanguíneos y los músculos para llevar a cabo las actividades de la vida diaria y aquellas de tipo ocasional, sin que las mismas constituyan un reto físico y puedan ser desempeñadas con un mínimo de fatiga y molestias.

2. Aptitud física muscular: Está dada por la capacidad de los músculos del cuerpo para desplegar fuerza física y resistir con un mínimo de fatiga muscular las actividades de la vida y las que se presenten de manera inesperada.

3. Flexibilidad: Es la capacidad de las articulaciones de doblarse y de los músculos, ligamentos y tendones de estirarse a través de todo el rango de movimiento articular, lo que garantiza una adecuada amplitud de movimiento.

4. Composición corporal: Está dada por la proporción adecuada que debe existir entre la cantidad de grasa corporal en relación con la de otros tejidos como músculos, huesos y órganos internos (masa corporal magra).

¿Cómo se puede medir la aptitud física aeróbica?

Se han desarrollado infinidad de métodos para estimar y evaluar los diferentes componentes de la aptitud física de interés para la salud. Dichos procedimientos varían sustancialmente en cuanto a: costo de los equipos necesarios, complejidad técnica del método, necesidad de personal técnico calificado, etc. En esta pregunta y en las 3 siguientes se describirán algunos métodos sencillos y factibles de aplicar en la práctica, que permiten estimar con aceptable confiabilidad cada uno de los componentes de la aptitud física relacionados con la salud.

Comencemos por la aptitud aeróbica: La misma se evaluará a través de la prueba de caminata de 1 milla (1,6 km).

Equipos necesarios:
- Pista de atletismo (400 metros) o un terreno plano en el que pueda medirse la distancia de 1 milla (1,6 km).
- Cronómetro o reloj con secundario.

Preparación:
- Usar zapatos confortables y a la justa medida del pie.
- Evitar fumar, comer o tomar café, alcohol u otro estimulante al menos 2 horas antes de la prueba.
- Practicar la forma de tomarse el pulso. Esta prueba requiere que el sujeto cuente con exactitud el número de pulsaciones generadas por los latidos cardiacos. Primero, debe practicarse la localización correcta del pulso, el cual puede palparse en la cara interna de la muñeca, justo por debajo del dedo pulgar o al lado de la tráquea, justamente donde el cuello se une con la cabeza. Deben usarse los dedos segundo y tercero para palpar el pulso y contar el número de latidos en 15 segundos. El primer latido se cuenta como cero (0) y debe hacerse coincidir con el momento en que se echa a andar el cronómetro, luego se cuenta: 1, 2, 3, 4.... etc., hasta que culminen los 15

segundos. El número de latidos contados en ese tiempo se multiplica por 4 para obtener la frecuencia de latidos en un minuto. El procedimiento se debe practicar hasta sentirse seguro de que se determina con exactitud la frecuencia cardiaca.

Procedimiento:

1. Hacer un breve calentamiento (5-10 min.) caminando a paso normal y estirando suavemente los músculos de las pantorrillas y muslos.

2. Cerciorarse de que el cronómetro se encuentre detenido y que la aguja esté en el 0. Si se dispone de un reloj, debe percatarse de que la aguja del secundario se encuentre a 15 segundos de las 12.

3. Comenzar a caminar en el momento justo en que se echa a andar el cronómetro o en caso de tener un reloj, justo cuando el secundario llegue a las 12.

4. Completar la distancia de 1 milla (1,6 km) caminando tan rápido como sea posible. Si la prueba se realiza en una pista de atletismo con las medidas oficiales (400 m), se habrán de completar 4 vueltas a la misma.

5. Al pasar por la línea de meta se debe detener el cronómetro o fijarse en el tiempo consumido para cubrir la distancia de 1 milla. El tiempo se medirá en minutos y centésimas de minutos. Por ejemplo: 10:31 min. (10 min. y 31 seg.) equivaldrían a: [(10 x 60) + 31] / 60 = 10,52 min.

6. Inmediatamente al concluir la caminata se debe localizar el pulso y contar los latidos en 15 seg. como se describió anteriormente.

7. Multiplicar el número de latidos contados por 4 para obtener la frecuencia cardiaca en latidos/min.

Determinación de la aptitud física aeróbica:

A partir de los datos obtenidos, conjuntamente con el peso corporal (libras), la edad (años) y el sexo, se obtiene un indicador que ha sido considerado el índice por excelencia de aptitud física aeróbica, conocido como máximo consumo de oxígeno (VO max. medido en ml/kg/min). Este indicador expresa el volumen de oxígeno que el organismo puede captar, transportar y utilizar en ocasión de un esfuerzo extenuante. Su estimación se realiza a través de la siguiente fórmula:

+ 132,853
- 0,0769 x peso corporal (lb)
- 0,3877 x edad (años)
+ 6,315 x sexo (mujeres = 0; hombres = 1)
- 3,2649 x tiempo (min. y centésimas)
- 0,1565 x frecuencia cardiaca (latidos/min.)
  VO_2 max. = _____ ml/kg/min.

Evaluación de la aptitud aeróbica:

Una vez calculado el V0 max. se procede a su evaluación a través de la siguientes escalas:

Sexo masculino

Categoría	Edad (años)					
	13-19	20-29	30-39	40-49	50-59	60 ó más
Muy pobre	<35,0	<33,0	<31,5	<30,2	<26,1	<20,5
Pobre	35,0-38,3	33,0-36,4	31,5-35,4	30,2-33,5	26,1-30,9	20,5-26,0
Regular	38,4-45,1	36,5-42,4	35,5-40,9	33,6-38,9	31,0-35,7	26,1-32,2
Bueno	45,2-50,9	42,5-46,4	41,0-44,9	39,0-43,7	35,8-40,9	32,3-36,4
Excelente	51,0-55,9	46,5-52,4	45,0-49,4	43,8-48,0	41,0-45,3	36,5-44,2
Superior	≥56,0	≥52,5	≥49,5	≥48,1	≥45,4	≥44,3

Sexo femenino

Categoría	Edad (años)					
	13-19	20-29	30-39	40-49	50-59	60 ó más
Muy pobre	<25,0	<23,6	<22,8	<21,0	<20,2	<17,5
Pobre	25,0-30,9	23,6-28,9	22,8-26,9	21,0-24,4	20,2-22,7	17,5-20,1
Regular	31,0-34,9	29,0-32,9	27,0-31,4	24,5-28,9	22,8-26,9	20,2-24,4
Bueno	35,0-38,9	33,0-36,9	31,5-35,6	29,0-32,8	27,0-31,4	24,5-30,2
Excelente	39,0-41,9	37,0-40,9	35,7-40,0	32,9-36,9	31,5-35,7	30,3-31,4
Superior	≥42,0	≥41,0	≥40,1	≥37,0	≥35,8	≥31,5

¿Cómo se puede medir la aptitud física muscular?
Prueba de planchas

Equipo:
- Ninguno.

Preparación:
- Buscar un espacio amplio y libre de obstáculos en el suelo.
- Hacer un calentamiento para los brazos y hombros y estirar los músculos de dichas regiones.

Procedimiento:
- Hombres
  Colocarse en el suelo con el cuerpo totalmente extendido y el peso del cuerpo apoyado en la palma de las manos (separadas al ancho de los hombros) y en la punta de los pies. Los brazos deben quedar completamente extendidos.
- Mujeres
  De forma similar a la posición de los hombres pero con la diferencia que apoyarán las rodillas en lugar de la punta

de los pies. Se recomienda usar una colcha o toalla doblada debajo de las rodillas para una mayor comodidad.

Luego de adoptada esta posición inicial se realiza:
1. Descenso del cuerpo hasta tocar el suelo con la barbilla. Mantener el cuerpo totalmente extendido mientras se ejecutan las planchas, evitando tocar el piso con el abdomen.
2. Empujar con los brazos para retornar a la posición inicial antes descrita.
3. Contar el número de repeticiones completas que se realizan sin hacer pausas.

Evaluación de la aptitud física muscular:
La evaluación se hará a partir de las normativas que aparecen en el cuadro siguiente:

Edad	15-19		20-29		30-39		40-49		50-59		60-69	
	♂	♀	♂	♀	♂	♀	♂	♀	♂	♀	♂	♀
Excelente	≥39	≥33	≥36	≥30	≥30	≥27	≥22	≥24	≥21	≥21	≥18	≥17
Sobre el promedio	29	25	29	21	22	20	17	15	13	11	11	12
Promedio	23	18	22	15	17	13	13	11	10	7	8	5
Bajo el promedio	18	12	17	10	12	8	10	5	7	2	5	1
Pobre	≤17	≤11	≤16	≤9	≤11	≤7	≤9	≤4	≤6	≤1	≤4	≤1

♂ = sexo masculino. ♀ = sexo femenino.

¿Cómo se puede medir la flexibilidad?

Equipos:
– Regla graduada.
– Cinta adhesiva o esparadrapo.

Preparación:
- Fijar la regla al suelo colocando sobre ella un pedazo de cinta adhesiva o esparadrapo de 12 pulgadas de longitud que pase justo por encima de la marca correspondiente a la pulgada 15 de la regla.
- Hacer un calentamiento para los músculos del tronco y la parte posterior de las piernas.

Procedimiento:
1. Sentarse en el suelo con la regla entre las piernas y la marca de 0 dirigida hacia el cuerpo. La planta de los pies deben estar al mismo nivel de la cinta adhesiva y los pies se separarán al largo de dicha cinta (12 pulgadas).
2. Mantener las rodillas completamente extendidas, para lo cual puede contarse con la ayuda de un compañero que presionará firmemente las mismas para evitar que se flexionen.
3. Colocar una mano encima de la otra, de forma tal que los dedos del medio queden superpuestos.
4. Inclinarse suavemente al frente, desplazando las manos por la regla graduada. Se intentará llegar lo más lejos posible con ambas manos. Al hacer esta operación se debe exhalar el aire y colocar la cabeza entre los brazos. Evítense hacer movimientos bruscos en un intento de alcanzar una mayor distancia, ya que esto podría provocar lesiones en la espalda o la parte posterior de las piernas.
5. Regresar a la posición inicial y anotar la distancia (pulgadas) alcanzada.
6. Deben hacerse 3 intentos, siguiendo el mismo procedimiento y tomar el mejor resultado.

Evaluación de la flexibilidad:

El resultado que se registró se comparará con las normas que aparecen en el siguiente cuadro para obtener una evaluación de la flexibilidad.

Edad	18-25		26-35		36-45		46-55		56-65		65 ó más	
	♂	♀	♂	♀	♂	♀	♂	♀	♂	♀	♂	♀
Sobre el promedio	≥19	≥21	≥17	≥20	≥17	≥19	≥15	≥18	≥13	≥17	≥13	≥17
Promedio	17	19	15	19	15	17	13	16	11	15	10	15
Bajo el promedio	14	17	13	16	13	15	10	14	9	13	8	13
Bajo	≤13	≤16	≤12	≤15	≤12	≤14	≤9	≤13	≤8	≤12	≤7	≤12

♂ = sexo masculino. ♀ = sexo femenino.

¿Cómo se puede estimar y evaluar la composición corporal?

Equipos:
– Cinta métrica graduada en centímetros.
– Balanza.

Preparación:
– Las mediciones se deben hacer por la mañana, antes de desayunar y después de haber orinado y defecado.
– Quedarse en ropa interior mínima o trusa, sin zapatos ni medias.

Procedimiento:
1. Tomar el peso corporal (kg) en la balanza. Para ello el individuo se debe colocar en el centro de la pesa con las piernas extendidas y si estar en contacto con la pared u otra parte de la balanza.

2. Medir la circunferencia (Circ.) de la cintura (cm) con la cinta métrica, la cual se debe colocar exactamente en el sitio más estrecho del abdomen, en una zona delimitada por el ombligo y las últimas costillas. Se aconseja auxiliarse de un espejo para facilitar el procedimiento.

3. Determinar el porcentaje de grasa del cuerpo a través de las siguientes fórmulas:

Sexo masculino:
+ 0,567 x Circ. de la cintura
+ 0,101 x Edad
-31,8
% de grasa = _____

Sexo femenino:
+ 0,439 x Circ. de la cintura
+ 0,221 x Edad
- 9,4
% de grasa = _____

4. Calcular la masa grasa (kg) y la masa libre de grasa (kg), a través de las siguientes fórmulas:

Masa grasa = peso corporal x porcentaje de grasa x 0,01
Masa libre de grasa = peso corporal – masa grasa

5. Calcular el rango de peso adecuado multiplicando la masa libre de grasa por los coeficientes que se ofrecen en el siguiente cuadro:

Grupo de edad	Coeficiente mínimo	Coeficiente máximo
Sexo masculino		
20 - 29	1,121	1,191
30 - 39	1,152	1,264
40 - 49	1,203	1,313
50 - 59	1,238	1,356
Sexo femenino		
20 - 29	1,322	1,407
30 - 39	1,391	1,489
40 - 49	1,442	1,581
50 - 59	1,511	1,669

Luego:

  Peso adecuado mínimo = masa libre de grasa x coeficiente mínimo

  Peso adecuado máximo = masa libre de grasa x coeficiente máximo

Evaluación de la composición corporal:

1. Para evaluar el porcentaje de grasa se emplea la escala normativa que se ofrece a continuación.
2. Comparar el peso corporal obtenido en la balanza con el rango de peso adecuado anteriormente calculado.

Grupo de edad	Muy Baja	Baja	Normal	Alta	Muy Alta
Sexo masculino					
20 - 29	≤8,15	10,78	16,06	18,69	≥18,69
30 - 39	≤9,38	13,21	20,87	24,69	≥24,69
40 - 49	≤13,40	16,89	23,86	27,35	≥27,35
50 - 59	≤15,77	19,26	26,23	29,72	≥29,72
Sexo femenino					
20 - 29	≤22,03	24,33	28,94	31,25	≥31,25
30 - 39	≤25,73	28,10	32,84	35,21	≥35,21
40 - 49	≤27,59	30,64	36,74	39,79	≥39,79
50 - 59	≤30,72	33,84	40,07	43,19	≥43,19

¿De qué indicadores sencillos puede valerse el paciente diabético para evaluar la intensidad de la carga a que se está sometiendo?

Algunas personas pueden encontrar un tanto engorroso controlar la frecuencia de pulsaciones del corazón y utilizarla consecuentemente como indicador de la intensidad del esfuerzo que realizan en la sesión de entrenamiento.

Existen otros medios más sencillos, aunque tal vez menos objetivos, para saber si la intensidad de la carga resulta adecuada para el nivel de aptitud física individual. El más sencillo de estos métodos consiste simplemente en sentir si la actividad resulta difícil de cumplimentar o mantener a un determinado ritmo. Una manera muy fácil de evaluar dicha dificultad reside en entablar una conversación mientras se realiza el ejercicio. Si la persona puede hablar fluidamente y sin la sensación de falta de aire, si no tiene que entrecortar las palabras o hacer pausas obligadas, la intensidad del esfuerzo es adecuada y viceversa. A este sencillo método se le conoce como "Talk Test", frase en idioma Inglés que equivale a "Prueba de la Conversación".

Otro método muy difundido y aceptado en la actualidad es el que se conoce como Escala de Borg para la Percepción Subjetiva del Esfuerzo, la cual se muestra a continuación:

Puntuación	Percepción del esfuerzo
0	Nada en lo absoluto
0,5	Muy, muy ligero
1	Muy ligero
2	Ligero
3	Moderado
4	Algo fuerte
5	Fuerte
6	
7	Muy fuerte
8	
9	
10	Muy, muy fuerte
*	Máximo

Para la utilización de esta escala el individuo debe seleccionar un número entre el 0 y el 10 en dependencia de cuan intenso él considere el esfuerzo que está realizando. Para que la intensidad de la carga sea adecuada el número seleccionado debe estar entre 3 (moderado) y 5 (fuerte). Si escogiese alguno menor de 3 la carga sería demasiado ligera y si tomara uno mayor que 5 la carga es demasiado intensa.

A medida que la persona gana un mayor nivel de aptitud física notará que ante la misma carga percibe una intensidad menor, por lo que seleccionará un número más bajo de la escala. Ello es un indicador de que puede incrementar el rigor del esfuerzo.

Por último, los métodos antes descritos resultan ideales para aquellos pacientes que toman determinados medicamentos que tienden a disminuir la frecuencia de las pulsaciones cardíacas, tanto en reposo como durante el ejercicio.

¿Cómo se puede saber si el ejercicio y la dieta están contribuyendo a disminuir la grasa acumulada a nivel del abdomen?

Los expertos en diabetes han podido comprobar que el exceso de grasa en la región del abdomen no sólo obstaculiza un adecuado control de la enfermedad, sino que predispone a las personas que no son diabéticas aún a desarrollar la misma. De ahí la importancia de reducir la cantidad de grasa acumulada alrededor de la cintura, lo cual resulta saludable aunque no se logre reducir sustancialmente el peso corporal.

Una manera muy sencilla de constatar los cambios en la acumulación de grasa abdominal es midiendo sistemáticamente la circunferencia de la cintura justo en el sitio más estrecho entre el ombligo y las últimas costillas.

Otro método consiste en medir también la circunferencia de las caderas a nivel de la protuberancia máxima de las nalgas. Con ambas circunferencias se determina el conocido índice cintura-cadera, obtenido al dividir el perímetro de la cintura entre el de las caderas.

La disminución de la circunferencia de la cintura o del índice cintura-cadera sugiere un decremento de la grasa abdominal, independientemente de las variaciones en el peso corporal.

¿Es necesario que el diabético que realiza caminatas o trotes revise diariamente sus pies?

La respuesta es un sí rotundo. Todos los diabéticos deben revisar diaria y de forma minuciosa sus pies en busca de cualquier rasguño, lesión o ampolla que no haya sido advertida. Esta recomendación es especialmente importante en aquellos diabéticos con pérdida de la sensibilidad en los pies producto de la neuropatía diabética, trastornos circulatorios (microangiopatía) o deformidades ortopédicas de los pies.

En aquellos que incluyen la caminata o el trote en su programa de ejercicio es aconsejable que revisen sus pies inmediatamente después de culminada la sesión de actividad física. Existen una serie de recomendaciones adicionales para los pacientes diabéticos dirigidas fundamentalmente al cuidado de sus pies, entre las que podemos citar las siguientes:

1. Evitar baños muy calientes.
2. Usar chancletas para bañarse o rejilla en el piso.
3. Examinar los pies después del baño diariamente.
4. Secarse bien entre los dedos de los pies.
5. Darse masajes en los pies aplicando crema suavizadora.
6. Aplicar talcos antimicóticos.
7. No realizar "cirugía casera" en los pies.
8. Visitar regularmente al podólogo.

9. Realizar masajes plantares con un rodillo antes del baño.
10. Vigilar el color y la temperatura de los pies.
11. Revisar los zapatos por dentro diariamente.
12. Evitar andar descalzo, ni en la casa ni en la playa
13. Usar zapatos ortopédicos si hay deformidad de los pies.
14. Evitar cruzar las piernas cuando permanezca sentado.
15. Proteger los pies del frío con medias gruesas.
16. Proteger los pies con un calzado adecuado durante la práctica de los ejercicios.

Capítulo IV
Pautas a seguir para estructurar un programa de ejercicios para el diabético

¿Cuáles son las contraindicaciones del ejercicio?

Toda persona diabética debe conocer su estado de salud antes de involucrarse en un programa de actividad física, pues existen determinadas enfermedades para las cuales el ejercicio está contraindicado. Estas contraindicaciones pueden ser: absolutas (cuando el sujeto tiene que prescindir de la actividad física) o relativas (cuando el individuo ha de esperar hasta que el trastorno desaparezca o sea controlado).

Contraindicaciones absolutas:
– Angina de pecho inestable.
– Arritmias cardíacas que causen síntomas o compromiso de la circulación.
– Insuficiencia cardiaca no controlada.
– Estrechamiento (estenosis) severo de la válvula aórtica.
– Aneurisma disecante de la aorta.
– Miocarditis o pericarditis aguda.
– Tromboflebitis aguda.
– Retinopatía proliferativa de alto riesgo.
– Hemorragia reciente de la retina.
– Insuficiencia renal aguda.
– Infecciones agudas.

Contraindicaciones relativas:
– Glucemia en ayuna mayor de 14,1 mmol/litro (250 mg/dl). En su defecto, prueba de Benedict de color amarillo, naranja o rojo ladrillo.

- Hipertensión no controlada con cifras de presión arterial iguales o superiores a 170 mmHg de máxima o 110 mmHg de mínima.
- Hipotensión posterior al esfuerzo debido a daño de los nervios autonómicos.
- Taquicardia o bradicardia.
- Bloqueo auriculoventricular de segundo o tercer grado.
- Anormalidades electrolíticas.
- Enfermedades metabólicas no controladas como hipotiroidismo, hipertiroidismo, etc.
- Enfermedades infecciosas crónicas (SIDA, hepatitis, etc.).
- Embarazo complicado.
- Enfermedad reumática o trastornos neuromusculares que se exacerben con los ejercicios.

Es el médico la única persona facultada para diagnosticar alguna de las enfermedades antes relacionadas.

¿Cuáles son los componentes que integran una sesión de ejercicios para diabéticos?

Por lo general la sesión de ejercicios debe dividirse en cuatro partes:

1. Calentamiento: Para el cual se dispondrá de un tiempo que oscila aproximadamente entre 5 y 10 minutos. En esta fase se realizan ejercicios calisténicos ligeros, marchas lentas y ejercicios respiratorios, los cuales tienen la finalidad de acondicionar al organismo para la parte principal de la sesión.
2. Acondicionamiento muscular: Debe contar con un tiempo de aproximadamente 10-20 minutos. Se incluyen ejercicios destinados a incrementar la fuerza y resistencia muscular, como trabajo con pesas, extensores, "Hércules" o a manos libres.

3. Acondicionamiento aeróbico: Se recomienda un tiempo que debe oscilar entre 30 y 45 minutos donde se incluyan ejercicios de carácter cíclico que involucren grandes grupos musculares y se realicen con una intensidad de ligera a moderada. Este componente tiene como propósito elevar las posibilidades funcionales del sistema cardiorrespiratorio.

4. Recuperación: Se incluyen actividades similares a las del calentamiento, así como estiramientos, que tienen por objetivo evitar el cambio brusco de la actividad física al reposo. Para este componente se han de dedicar entre 5 y 10 minutos.

¿Qué recomendaciones generales se deben tener en cuenta para la prescripción de un programa de ejercicios en el diabético?

Cuando se pretende diseñar un programa de ejercicios físicos que implique los mayores beneficios con un mínimo de riesgo, es necesario ajustarse a las siguientes recomendaciones:

- Frecuencia de entrenamiento: de 3 a 5 veces por semana.
- Duración de la sesión de ejercicios: de 20 a 60 minutos.
- Intensidad del esfuerzo: entre ligero y moderado.
- Tipo de ejercicio: predominantemente ejercicios aeróbicos (caminar, trotar, pedalear, remar, nadar, etc.). Deben incorporarse también ejercicios de fortalecimiento muscular.

¿Cómo se puede evaluar la intensidad del ejercicio?

De todas las recomendaciones a tener en cuenta para la prescripción de un programa de ejercicios, quizás las más difícil de evaluar sea la intensidad de la carga física. Ello se debe a que una carga determinada puede ser muy intensa para un sujeto y ligera o moderada para otro.

La forma más sencilla de evaluar cuan intenso resulta un ejercicio para un sujeto consiste en monitorear la repercusión de dicha actividad sobre algún indicador de funcionamiento del organismo. Con mucho, el índice más utilizado en tal sentido es la frecuencia cardiaca (número de veces que el corazón late en un minuto) debido a su simplicidad y aceptable confiabilidad. Al medir la frecuencia cardiaca inmediatamente después del ejercicio y compararla con los valores previamente determinados e individualizados para cada persona, se puede tener una medida de cuan intenso ha sido la actividad física para dicho sujeto.

¿Qué es el pulso de entrenamiento y cómo se determina?

Como se explicó en la respuesta a la pregunta anterior, la forma más práctica de evaluar la intensidad del esfuerzo es a través de la repercusión que dicho ejercicio tiene sobre la frecuencia cardiaca. También se explicó que la frecuencia cardiaca registrada debía compararse con un rango de valores que son supuestamente ideales para cada persona. Precisamente, el pulso de entrenamiento es la frecuencia cardiaca que el individuo debe alcanzar y mantener durante la mayor parte del componte aeróbico de la sesión de entrenamiento. Con ello se logra que la intensidad de la carga no sea ni demasiado baja (frecuencia cardiaca registrada por debajo del rango del pulso de entrenamiento) ni demasiado alta (frecuencia cardiaca registrada por encima del rango del pulso de entrenamiento).

Se han propuesto diferentes metodologías para estimar el pulso de entrenamiento. De ellas explicaremos una de las más ampliamente aceptadas y difundidas, conocida como el método de "Karvonen". La fórmula para calcular los límites del rango del pulso de entrenamiento en un diabético son:

Límite inferior del rango = (FCmax – FCreposo) x 0,4 + FCreposo
Límite superior del rango = (FCmax – FCreposo) x 0,7 + FCreposo

Donde:

FCmax = Frecuencia cardiaca máxima = 220 – Edad (años)
FCreposo = Frecuencia cardiaca en reposo, la cual debe tomarse al despertar por la mañana antes de levantarse de la cama.

Por ejemplo: supongamos a un diabético de 55 años con una FCreposo de 75 latidos/min.

Calculemos la frecuencia cardiaca máxima:
FCmax = 220 – 55 = 165 latidos/min.

Determinación del pulso de entrenamiento:
Límite inferior = (165 – 75) x 0,4 + 75 = 111 latidos/min.
Límite superior = (165 – 75) x 0,7 + 75 = 138 latidos/min.

O sea, que el pulso de entrenamiento de este diabético oscila entre 111 y 138 latidos/min.

Debe señalarse, por último, que este método no es aplicable a los diabéticos que tienen afectado el sistema nervioso autonómico (neuropatía autonómica) ni a los que toman medicamentos que alteran la frecuencia cardiaca. También debe tenerse en cuenta que la estimación de la FCmax a partir de la fórmula 220 – Edad es un procedimiento impreciso que puede conllevar a errores en la estimación del pulso de entrenamiento.

¿Si un diabético interrumpe por más de una semana su programa de ejercicios, debe recomenzar en la misma intensidad y duración con la que se ejercitaba antes de interrumpir el programa?

Definitivamente, no. Como ya se ha explicado, las mejorías en la aptitud física que se logran con el ejercicio sistemático tienen un carácter reversible. Por tanto, si el diabético reanuda su actividad física en el mismo nivel que tenía antes de interrumpirla estará sometiéndose a una carga que es muy probable que esté por encima de sus posibilidades, lo cual puede resultar no sólo contraproducente sino, lo que es peor, dañino para su salud.

Si la interrupción ha sido mayor de dos semanas, pero menor de cuatro, se recomienda recomenzar a un nivel equivalente a la mitad de aquel en el que se estaba ejercitando. Si se ha dejado de hacer los ejercicios por un mes o más es preferible comenzar de nuevo desde el principio, hasta recuperar la forma física perdida.

Si Usted está en el caso de haberse visto obligado a interrumpir el programa de ejercicio, no se desanime, persevere. Ya lo dijo Walter Elliot: "La perseverancia no es una carrera de larga distancia, sino muchas carreras cortas seguidas unas de las otras".

¿Qué cantidad de ejercicio es necesaria para disminuir el riesgo de desarrollar diabetes?

Aunque la diabetes tipo 2 es una enfermedad que está fuertemente condicionada por la herencia, se cuenta hoy con suficientes evidencias científicas para afirmar que cuando se asume un estilo de vida saludable se puede disminuir palpablemente el riesgo de padecer esta enfermedad. Un componente de dicho estilo de vida saludable está dado por la actividad física sistemática y correctamente dosificada.

Los expertos consideran que entre 30 y 60 minutos de ejercicio aeróbico de intensidad ligera o moderada, realizado la mayoría de los días de la semana es suficiente para disminuir el riesgo de padecer diabetes tipo 2.

A diferencia de la diabetes no insulinodependiente, la de tipo 1 no puede ser prevenida a través del ejercicio, pues los mecanismos de producción de esta enfermedad son diferentes a los de la diabetes tipo 2.

¿Es necesario que el diabético se ejercite vigorosamente para obtener los beneficios que implica la actividad física sistemática?

Sin lugar a dudas, no. En lo que a beneficios se refiere, más importante que la intensidad del esfuerzo es el tiempo que se destina a realizar la actividad física. Se ha podido comprobar que ejercicios tan ligeros como caminar durante 20-30 minutos la mayoría de los días de la semana, reportan significativos beneficios para el diabético. Los mismos comienzan a hacerse evidentes entre las 10 y las 12 semanas de entrenamiento y entre ellos se incluyen: un mejor control metabólico, cambios favorables en la composición del cuerpo, reducción de las cifras de tensión arterial en los diabéticos hipertensos, etc.

¿Es buena la idea de fraccionar la sesión de ejercicios en dos o tres sesiones de menor duración realizadas a diferentes horas del día?

Probablemente sí. Se ha comprobado que realizar dos o tres sesiones cortas de ejercicio diariamente reporta iguales o incluso mayores beneficios que una sola sesión de más larga duración. Las ventajas que se sugieren incluyen: menor riesgo de lesiones, hipoglucemia y otros trastornos relacionados con el ejercicio. Por otro lado, hay personas que aducen dificultades con la disponibilidad de tiempo libre para realizar los ejercicios. En ellas dos o tres sesiones cortas de actividad física, las que podrían realizarse en el tiempo de receso laboral y antes del baño, pueden cumplimentar los requisitos básicos sugeridos para el diabético en lo que al ejercicio se refiere. Es importante que la suma del tiempo de las sesiones complete más de 30 minutos de actividad física al día.

¿A qué hora del día se recomienda que el diabético realice la actividad física?

Es importante que el diabético realice sus ejercicios durante las horas más frescas del día, debido a que el exceso de calor conjuntamente con la actividad física, pueden traer consigo algún grado de deshidratación más o menos significativa. Por ello se recomiendan las primeras horas de la mañana (entre las 7.00 a.m. y las 9.00 a.m.) o hacia el final de la tarde.

Es aconsejable que el diabético no realice los ejercicios en el horario nocturno debido a que la hipoglucemia inducida por el esfuerzo puede sobrevenir hasta 4 horas después de finalizada la actividad física. De esta forma se evita el riesgo de que dicha eventualidad se presente mientras el diabético se encuentre dormido, lo cual puede traer consecuencias fatales.

¿Qué guía ha de seguir el diabético para recomenzar el ejercicio físico después de la descompensación de su enfermedad?

Si los niveles de glucosa en sangre son altos (hiperglucemia) se impone la necesidad de decidir si se comienza o no con el programa de ejercicios. Al tomar esta decisión se ha de tener en cuenta los siguientes lineamientos:

- Si los niveles de azúcar en sangre están moderadamente elevados debido a factores como el estrés o al hecho de haber ingerido una comida copiosa; la actividad física tiene, por lo general, un efecto positivo en la disminución de la glucosa sanguínea.
- Cuando el azúcar en sangre es alta debido a una enfermedad o infección debe usarse el sentido común. Es más conveniente esperar hasta sentirse mejor. Consulte con su médico todas las interrogantes y preocupaciones acerca de su aptitud para incorporarse a la actividad física.
- Si el azúcar en sangre (glucemia) es de 14,1 mmol/litro (250 mg/dl) o más o su prueba de Benedict resulta amarillo, naranja o rojo ladrillo, se hace necesario posponer la actividad hasta, que se logre con la ayuda del médico, un mejor control de la enfermedad.

¿Son perjudiciales para el diabético los ejercicios de fuerza?

No, siempre y cuando se respeten determinadas pautas para la prescripción de dichos ejercicios. Los ejercicios de fuerza son parte del programa de entrenamiento del diabético y aunque por mucho tiempo estuvieron proscritos, hoy se les reconocen múltiples beneficios, entre los que se detallan:

- Aumento de la sensibilidad de los tejidos a la insulina y la tolerancia a la glucosa, debido al incremento de la masa muscular.
- Disminución de los lípidos sanguíneos (colesterol y triglicéridos).
- Aumento de las lipoproteínas de alta densidad (HDL-colesterol), factor protector de los vasos sanguíneos.
- Mejora de la función cardiaca.
- Disminución de la grasa depositada dentro de la cavidad abdominal.
- Incremento de la fuerza y resistencia muscular, lo que facilita la ejecución de las tareas de la vida diaria.

¿Qué pautas se han de seguir para la inclusión de ejercicios de fuerza en el programa de actividad física del diabético?

Los ejercicios de fuerza han demostrado ser seguros y beneficiosos para el diabético siempre que se cumpla con las siguientes recomendaciones:

- Consultar con el médico y obtener su anuencia para la realización de estos ejercicios.
- Organizar el entrenamiento de fuerza en un circuito compuesto por 8 ó 10 ejercicios que se realizan unos seguidos de otros. Se darán de una a tres vueltas a dicho circuito.
- Realizar los ejercicios de fuerza no más de 3 veces por semana para evitar la fatiga muscular.

- Descansar 2 minutos entre cada ejercicio y de 3 a 4 minutos entre cada vuelta al circuito.
- Realizar ejercicios de estiramiento durante y después del entrenamiento de fuerza.
- La duración del entrenamiento de fuerza debe ser como máximo de 20 minutos aproximadamente.
- Utilizar pesos que oscilen entre el 40% y 60 % de las posibilidades máximas del sujeto. Por ejemplo, si en un determinado ejercicio el individuo es capaz de hacer una repetición con 60 kg como máximo, deberá trabajar con pesos que varíen entre 24 kg y 36 kg.
- Realizar entre 8 y 12 repeticiones de cada ejercicio.
- Incrementar el peso a levantar de acuerdo con la ganancia de fuerza específica para cada ejercicio, la cual debe determinarse cada 2 semanas.
- Incluir ejercicios para los principales planos musculares.

¿Qué medidas de seguridad se deben adoptar durante la ejecución de los ejercicios de fuerza?

- Comenzar lentamente y progresar de forma gradual en la medida que se va adquiriendo una mayor fuerza muscular.
- Realizar los ejercicios de forma lenta, continua y controlada, evitando sacudidas y tensiones musculares bruscas.
- Adoptar una postura correcta al realizar los ejercicios.
- Evitar contener la respiración durante el movimiento. Inspirar en la fase de recuperación y espirar al realizar la fuerza.
- Detener inmediatamente el ejercicio si el mismo causa dolor o contractura muscular.

¿Ante qué síntomas el diabético debe detener la actividad física?

Durante la sesión de ejercicios pueden manifestarse algunos síntomas ante los cuales el diabético debe detener de inmediato la actividad e informar a su médico antes de reanudar el programa. Algunos de tales síntomas son:

– Dolor u opresión en el pecho que se extiende hacia la mandíbula, el hombro o el brazo izquierdo, la parte alta del abdomen y, eventualmente, la espalda.
– Falta de aire o dificultad para respirar.
– Mareos, nauseas o visión borrosa.
– Agotamiento inusual ante una actividad a la que se está acostumbrado.
– Dolor y calambres en las pantorrillas.
– Aceleración exagerada del ritmo cardíaco y palpitaciones.
– Disminución de la presión sanguínea o aumento exagerado (presión máxima superior a 250 mmHg).
– Cualquier otro síntoma alarmante que el diabético considere inusual.

¿Qué medidas se deben tomar para evitar la hipoglucemia durante el ejercicio?

El riesgo potencial de hipoglucemia inducida por el ejercicio puede reducirse a una mínima expresión teniendo en cuenta las siguientes precauciones:

– Consumir carbohidratos si la glucosa sanguínea es igual o menor a 5,55 mmol/litro (100 mg/dl).
– Evitar ejercitarse durante las horas de máxima acción de la insulina.
– Reducir la dosis de insulina e inyectarse en las regiones del cuerpo menos activas los días de ejercicios.
– Consumir carbohidratos después del ejercicio ya que la hipoglucemia puede ocurrir varias horas después de concluida la actividad.

- No ejercitarse tarde en la noche debido a que la hipoglucemia podría ocurrir mientras se duerme, con consecuencias muy peligrosas.
- Realizar un calentamiento y una recuperación adecuada en cada sesión de ejercicios.

¿Es peligroso para el diabético ejercitarse después de un ayuno prolongado?

Definitivamente, sí. Ejercitarse después de un ayuno prolongado aumenta sensiblemente el riesgo de desarrollar una hipoglucemia con consecuencias impredecibles que pueden desembocar en coma, incluso, la muerte. Téngase en cuenta que el diabético es más propenso a desarrollar estados hipoglucémicos inducidos por el ejercicio, especialmente aquellos que padecen de diabetes tipo 1.

¿Es cierto que inyectarse la insulina lejos de la zona que se ejercitará ayuda a prevenir la hipoglucemia inducida por el ejercicio?

Probablemente. Los defensores de esta medida se basan en que el ejercicio potencia la acción de la insulina, por lo que al realizarse los mismos con zonas del cuerpo que han recibido recientemente una dosis de insulina el efecto sería aun mayor. Sin embargo, estudios más recientes han demostrado que esta sugerencia es efectiva sólo en ocasión de un ejercicio muy intenso (no recomendable en el diabético) realizado en un lapso de tiempo menor de los 30 minutos después de haberse inyectado.

Por lo tanto, el diabético no debe confiar ciegamente en cambiar el sitio de la inyección para evitar el riesgo de hipoglucemia inducida por el ejercicio. Si los niveles de insulina en sangre son altos por cualquier razón existe una mayor probabilidad de que ocurra la hipoglucemia, por lo cual debe evitarse la inyección intramuscular, ya que las contracciones musculares aceleran la absorción de dicha insulina hacia la sangre.

Finalmente, otro aspecto a considerar es la temperatura del medio ambiente, pues el calor puede incrementar la absorción de la insulina durante el ejercicio.

¿Qué debe hacer el diabético ante una hipoglucemia desarrollada durante el ejercicio?

Debido a que durante la actividad física existe un mayor riesgo de desarrollar estados hipoglucémicos, es necesario que todos los diabéticos sepan qué hacer ante dicha eventualidad. En tal sentido el diabético debe:

1. Detener inmediatamente la actividad.
2. Consumir de inmediato un alimento rico en carbohidratos de rápida absorción como: jugos de frutas, refrescos, etc.
3. Si se encuentra en un centro de asistencia médica, pedir ayuda a un profesional de la salud.
4. Permanecer en reposo hasta la completa recuperación.
5. Retornar a las actividades normales una vez que se encuentre completamente recuperado.
6. Discutir lo antes posible lo ocurrido con el médico y tratar de desentrañar las posibles causas del suceso.

¿Es recomendable que el diabético consuma alimentos o bebidas azucaradas inmediatamente antes de la sesión de ejercicios?

No sólo no es recomendable, sino que puede ser peligroso en los diabéticos tipo 2, los cuales pueden producir una gran cantidad de insulina (hiperinsulinemia). Cuando se consumen alimentos ricos en carbohidratos simples como el azúcar u otros, con un alto índice glucémico, el páncreas produce una cantidad excesiva de insulina. Dado que estos alimentos son rápidamente convertidos en glucosa y utilizados por las células del cuerpo, queda un remanente de insulina que puede provocar una hipoglucemia. A ello debe añadirse que el consumo de azúcar tiende a incrementar la concentración de triglicéridos en sangre, los cuales se sabe contribuyen al desarrollo de la aterosclerosis.

En el siguiente cuadro se relacionan algunos alimentos que el diabético debe abstenerse de consumir, otros que debe comer con moderación y aquellos que puede ingerir "libremente".

Alimentos que el diabético no debe consumir "nunca"	Alimentos que el diabético debe consumir con moderación	Alimentos que el diabético puede consumir "libremente"
• Azúcar de mesa • Dulces de todo tipo • Refrescos • Helados • Chocolate • Alimentos fritos • Grasas de origen animal	• Viandas (papa, boniato, yuca, plátano, ñame, etc.) • Cereales (trigo, maíz, avena, cebada, arroz, etc.) • Granos (judías, habas, lentejas, frijoles, etc.) • Carnes (consumir aquellas previamente desgrasadas o magras)	• Hortalizas y vegetales (lechuga, col, tomate, pimiento, acelga, rábano, coliflor, etc.) • Frutas y cítricos (naranja, melón, mandarina, mango, piña, etc.)

En resumen, se recomienda que, aproximadamente, media hora antes de la actividad física, el diabético consuma una merienda ligera que contenga alimentos ricos en carbohidratos complejos, los cuales se degradan lentamente y aportan de forma paulatina la energía necesaria para el trabajo físico, alejando así la posibilidad de desarrollar una hipoglucemia durante la sesión de ejercicios.

¿Qué recomendaciones se sugiere a los diabéticos que se inician en un programa de caminata?

Muchos expertos consideran que la caminata constituye el ejercicio más adecuado para el paciente diabético, siempre y cuando la misma no esté contraindicada. Tal aseveración se sustenta en que caminar es un ejercicio sencillo y natural que no requiere de equipos costosos ni de un aprendizaje previo. Importante es el hecho de que a través de ella se logran muchos de los beneficios con un mínimo de riesgo para la salud.

Para alcanzar mejores resultados a través de un programa de caminata se recomienda:

- Caminar a un paso relativamente rápido (5 a 6 km/h) pero que permita establecer una conversación fluida mientras se camina.
- Mantener un movimiento rítmico de los brazos con los codos flexionados en un ángulo de aproximadamente 90°.
- Si se desea incrementar la velocidad de la marcha no hacerlo a expensas del aumento de la longitud de la zancada, sino de la frecuencia de los pasos.
- Respirar de la forma más natural posible durante la marcha.
- Estirar los músculos de las pantorrillas, los muslos y las caderas antes y después de la caminata.
- Comenzar y culminar la caminata con una marcha lenta de 5-10 minutos de duración.

Finalmente, sugerimos un programa de caminata sencillo ideado por el médico deportivo cubano Raúl Mazorra Zamora, consistente en dividir la caminata en tres fases: en la primera se caminan 5 minutos lentamente, en la segunda 5 minutos de marcha rápida y en la tercera, 5 minutos a paso lento. La frecuencia de entrenamiento es de 5 a 7 veces por semana y cada semana se añade un minuto a la fase de caminata rápida. Al llegar a los 15 minutos en dicha etapa el incremento será de 2 minutos por semana, hasta completar un tiempo de 30 ó 40 minutos de marcha rápida.

¿Debe el paciente diabético que realiza caminatas o trote usar calzado apropiado al hacer estas actividades?

Es muy recomendable que el diabético use calzado que se ajuste adecuadamente a sus pies para realizar caminatas o trotes. Antes de usar un par de zapatos para estos fines el diabético debe revisarlos cuidadosamente por dentro para detectar cualquier costura o reborde que pueda ocasionar lesiones en la piel. También se aconseja que se empleen zapatos deportivos acolchonados y que se usen medias de algodón para mayor protección.

¿Resulta beneficioso usar ropas dobles e impermeables para realizar los ejercicios?

Muchas personas creen que usando ropas dobles e impermeables para realizar los ejercicios se logra una mayor pérdida de peso corporal. Sin embargo, este hábito lejos de ser beneficioso no resulta de ningún valor para disminuir la grasa del cuerpo y, lo que es peor, puede ser peligroso. La sudoración tiene como propósito enfriar la piel y con ello mantener la temperatura del organismo dentro de un rango constante que oscila en límites muy estrechos. Ello se logra cuando el sudor se pone en contacto con el aire del medio ambiente. Por tanto, al usar ropas impermeables se bloqueará este efectivo mecanismo de enfriamiento, lo que puede conllevar al aumento desmedido de la temperatura corporal y con ello lo que se conoce como golpe de calor, que puede acarrear la muerte de la persona.

De lo anterior se deriva el consejo de usar ropas frescas (al menos en nuestro clima) que permitan la transpiración y el enfriamiento de la piel. Es totalmente erróneo pensar que la grasa del cuerpo se elimina por los poros de la piel conjuntamente con el sudor.

¿Es necesario que el diabético beba agua antes, durante y después del ejercicio?

Muchos practicantes de la actividad física e incluso atletas y entrenadores tienen algunas ideas erróneas acerca del consumo de agua en relación con el ejercicio. Tal vez la creencia más difundida sea que el agua engorda; una concepción que es totalmente equivocada y que impulsa a muchos a abstenerse de beberla antes, durante y después de la sesión de ejercicios.

Los diabéticos que se ejercitan no deben olvidar la importancia del agua, especialmente cuando la temperatura y la humedad ambiental son altas y la pérdida de líquidos por la sudoración puede ser profusa. Se recomienda que media hora antes de la sesión de ejercicios se beba uno o dos vasos de agua. Si la sesión de entrenamiento dura un tiempo igual o superior a los 45 minutos, es aconsejable beber un vaso de agua cada 30 minutos, aun cuando no se tenga sed, pues el mecanismo de ésta no es del todo eficiente para informar sobre las necesidades de líquido durante la actividad física. Si la sesión de ejercicios se extiende por un tiempo inferior a los 45 minutos, probablemente no sea necesario beber agua, a menos que la temperatura sea muy alta y la intensidad del esfuerzo haya implicado una sudoración abundante.

Por último, aquellos diabéticos que hayan logrado un alto nivel de aptitud física o los atletas sometidos a grandes cargas de trabajo deben tomar agua después del ejercicio hasta recuperar el peso corporal que tenían antes del entrenamiento.

¿Por qué no es recomendable ejercitarse vigorosamente después de una comida copiosa?

Al iniciarse el proceso de la digestión el aparato gastrointestinal demanda una mayor cantidad de sangre para cumplimentar su tarea. Si en ese momento la persona se somete a una carga física vigorosa sus músculos no podrán recibir toda la sangre que ellos necesitan para realizar las contracciones impuestas por el trabajo físico. Ello traerá consigo que sobrevenga la fatiga con mayor prontitud.

Por otro lado, el aparato digestivo se verá limitado en el suministro de sangre, ya que buena parte de ella será destinada a los músculos, el corazón y los pulmones en actividad. Por tal motivo es probable que al ejercitarse con el estómago lleno tengan lugar molestias y trastornos digestivos tales como: nauseas, vómitos e indigestión. Por tanto, es necesario que los ejercicios se realicen después que haya tenido lugar el vaciamiento gástrico, o sea, por lo menos dos horas después de haber comido.

No obstante, sí se recomienda que después de una comida copiosa se hagan ejercicios ligeros como un paseo lento, agradable y protegido del sol.

¿Necesita el diabético que se ejercita incrementar la cantidad de proteínas en su dieta?

Para que la dieta del ser humano esté correctamente balanceada, la energía consumida en un día debe estar distribuida en un 58-65% de carbohidratos, 12-15% de proteínas y no más del 30% en forma de grasa (sólo 1/3 de la misma de origen animal). Estas recomendaciones suelen variar en niños, embarazadas o en determinadas enfermedades.

Existe cierta tendencia hacia la falsa concepción de que aquellas personas que realizan actividad física sistemática requieren de un mayor aporte de proteínas en su dieta diaria. Esta creencia se sustenta en una valoración excesiva de este nutriente, hasta el punto que suele llamarse "comer bien" a consumir grandes cantidades de carne. Sin embargo, el consumo de proteínas en magnitudes superiores a las recomendaciones antes mencionadas es absolutamente innecesario en aquellas personas que realizan actividades físicas de intensidad ligera o moderada como las recomendadas al diabético. Luego, un diabético requerirá de unos 0,8 g de proteínas por cada kilogramo de su peso corporal, independientemente de que esté o no involucrado en un programa de ejercicios físicos para el manejo de su enfermedad.

El exceso de proteínas no puede ser acumulado en el cuerpo, a diferencia de lo que sucede con la grasa y en menor medida con los carbohidratos, pues las mismas se descomponen en aminoácidos, empleadas por el organismo como combustible para producir energía.

Finalmente, el consumo excesivo de proteínas en la dieta puede ocasionar deshidratación, debido al marcado incremento en la producción de urea, eliminada por la orina. A ello se une que los productos de origen animal, que son ricos en proteínas, como la carne y las vísceras, contienen también una importante cantidad de colesterol, cuyo exceso contribuye al desarrollo de la aterosclerosis.

¿Cuánto peso debe perder por semana un diabético sobrepeso sometido a dieta y ejercicio?

Ha quedado reconocido que el exceso de peso y más exactamente de grasa corporal tienen nefastas consecuencias para el diabético en su empeño por controlar la enfermedad y evitar sus complicaciones. Desgraciadamente, algunas personas conscientes de esta realidad o motivadas por intereses puramente estéticos, se someten a dietas y tratamientos inadecuados que suelen producir considerables reducciones de peso. Se han informado pérdidas de peso de hasta 20 kg en sólo un mes. Aunque aparentemente atractivas, semejantes disminuciones de masa corporal van aparejadas a adversas consecuencias para la salud, fundamentalmente porque se pierde una importante cantidad de masa muscular y debido a la deshidratación que casi siempre está presente en estos tratamientos. Por otro lado, inmediatamente que la persona abandona el régimen impuesto recupera el peso perdido a expensas, mayoritariamente, de tejido adiposo.

Una meta razonable y sana consiste en perder sólo de una a dos libras por semana. Puede parecer poco, pero en 6 meses se habrá disminuido el peso en unas 25 libras con un riesgo mínimo para la salud y con más probabilidad de que la reducción ponderal sea perdurable, pues será el resultado de un cambio favorable en los hábitos de vida.

¿Es necesario que los diabéticos incluyan ejercicios de estiramiento en su programa de actividad física?

La flexibilidad es una cualidad física que se desarrolla a través de ejercicios de estiramiento. Dicha cualidad es uno de los componentes de la aptitud física que, si bien es cierto no contribuye directamente al control de la diabetes, le confiere a los diabéticos importantes beneficios, entre los que se describen:
- Incremento de la flexibilidad de los músculos y ligamentos.
- Aumento del rango de movimiento articular.
- Reducción de la rigidez.
- Disminución del riesgo de lesión de los músculos y las articulaciones.

- Disminución del riesgo de desarrollar dolor en la espalda.
- Alivio de la tensión y el dolor muscular producidos por otros ejercicios.

¿Qué recomendaciones se han de seguir para evitar lesiones durante la ejecución de los ejercicios de estiramiento o flexibilidad?

Los ejercicios de flexibilidad requieren algunas medidas sencillas de seguridad durante su ejecución, que eliminan por completo la posibilidad de provocar lesiones en los músculos y articulaciones sometidas a estiramientos. Estás medidas son:
- El estiramiento debe ser confortable y con una adecuada relajación de los músculos.
- Disminuir el estiramiento si se siente dolor o molestias excesivas durante su ejecución.
- Evitar los tirones bruscos y empujes durante el estiramiento.
- Respirar de forma natural y lenta mientras se realiza el estiramiento.
- Estirar lentamente y de forma continua los miembros y partes del cuerpo que se intentan flexibilizar.
- Adoptar una postura correcta desde el inicio hasta la culminación del estiramiento.
- Descansar de uno a dos minutos entre un estiramiento y otro relajando la parte del cuerpo que se acaba de estirar.

¿En qué parte de la sesión de ejercicios deben incluirse los ejercicios de estiramiento?

Los ejercicios de estiramiento no sólo tienen la finalidad de aumentar la flexibilidad, que es por derecho propio, uno de los constituyentes de la aptitud física relacionada con la salud del ser humano, sino que además, resultan de suma utilidad en la prevención de las lesiones y dolores musculares asociados con la actividad física. Por ello dichos ejercicios deben incluirse en la fase de recuperación, así como durante y después de los ejercicios de fuerza o acondicionamiento muscular. También es conveniente que momentos antes de comenzar el trabajo aeróbico se ejecuten estiramientos de los músculos y articulaciones que estarán principalmente involucrados con el ejercicio.

Debe señalarse que algunas investigaciones recientes sugieren que los ejercicios de estiramiento realizados antes de un entrenamiento de fuerza pueden incrementar el riesgo de lesiones musculares, debido a que durante los estiramientos se producen daños microscópicos de los tejidos blandos que se reparan por si solos; sin embargo, en los minutos que siguen al estiramiento dichos tejidos se encuentran estresados, lo cual dificulta la producción de fuerza y potencia muscular, con el consiguiente aumento del riesgo de lesión.

¿Cómo puede un diabético ser más activo físicamente sin involucrarse en un programa de ejercicios?

Aunque lo más recomendable sería que todos los diabéticos se incorporasen a un programa de actividad física sistemática correctamente concebido, acorde con las características individuales de cada persona, existen diabéticos que por una u otra razón se ven imposibilitados de cumplimentar dicho programa. Aun en estos casos se puede adoptar un estilo de vida más activo. En tal sentido se sugieren las siguientes recomendaciones:

- Caminar siempre que sea posible, ya sea al dirigirse al trabajo, hacer una visita, etc.
- Usar las escaleras en lugar del ascensor si se vive en un edificio, al menos para subir algunos pisos al inicio y paulatinamente aumentar el número de pisos a escalar.

- Si se cuenta con un jardín o huerto pequeño en la casa, realizar labores agrícolas o de jardinería.
- Sacar a pasear a su perro.
- Realizar trabajos domésticos como limpiar, sacudir muebles, etc., que impliquen cierto esfuerzo físico.
- Si se traslada en ómnibus al trabajo o centro de estudios, desmontarse una o dos paradas antes y completar el resto del trayecto a pie.
- Participar con los hijos o nietos de los juegos infantiles que impliquen actividad física.
- Programar paseos a pie con familiares o amigos.
- Participar en actividades bailables, especialmente de bailes movidos.

¿Qué pautas se han de seguir para trazar metas respecto a la actividad física?

La forma en que el diabético vaya dando cumplimiento a las metas trazadas con respecto a la actividad física puede estimular o desalentar su permanencia en este programa. De ahí, que las metas planteadas deben estar concebidas desde una óptica objetiva y realista. En tal sentido se sugiere:

Ser específico:
- Decidir qué se puede lograr.
- ¿Dónde, cuándo y cómo se harán los ejercicios?
- ¿Con quién se contará para hacer los ejercicios?

Ser realista:
- Mantener la actividad física a un nivel que resulte confortable.
- Confiar en que se alcanzarán las metas trazadas.

Pensar a corto plazo:
- Trazar las metas semanalmente.
- Asegurar que las metas a corto plazo vayan dirigidas hacia un estilo de vida más activo.

Ser flexible:
- Estar dispuesto a modificar o replantear las metas cuando las circunstancias lo demanden.
- Adoptar nuevas alternativas en situaciones específicas.
- Evitar la creencia de "todo o nada".

Premiarse a si mismo cuando se alcance una meta:
- Los premios deben ser agradables y dirigidos a reforzar el logro de nuevas metas.

¿Qué medidas deben tomarse para evitar el abandono del programa de ejercicios?

Uno de los problemas más acuciante que enfrentan todos los practicantes de la actividad física es la posibilidad de abandonar el programa al cabo de un determinado tiempo, y perder así los beneficios que puedan haber obtenido.

Se han sugerido algunas medidas para reducir la posibilidad de abandono de este saludable estilo de vida. Entre ellas se cuentan:
- Usar el entrenamiento y los equipos apropiados para evitar lesiones.
- Progresar de forma lenta, tanto en la duración como en la intensidad del ejercicio.
- Establecer metas realistas y objetivas que sean fáciles de alcanzar.
- Aprender a identificar y manejar la hipoglucemia.
- Buscar compañeros de entrenamiento.

- Premiarse a si mismo cuando se alcancen determinadas metas.
- Identificar actividades físicas alternativas que eviten la rutina que implica realizar siempre el mismo ejercicio.
- Comprender que la pérdida de algunos días de ejercicio no debe incitar al abandono total del programa.

¿Puede participar el diabético de actividades deportivas de alta competencia?

Aunque debe quedar claro que el deporte competitivo de alto rendimiento no es la actividad física que se recomienda como uno de los pilares del tratamiento para el diabético, aquellos pacientes que estén libres de complicaciones y que tengan un control óptimo de la enfermedad sí pueden participar en competencias deportivas de alto nivel. De hecho, no son pocos los casos de atletas diabéticos que han competido exitosamente en certámenes internacionales, como Campeonatos Mundiales y Juegos Olímpicos. En tal situación y dado las enormes demandas físicas y psíquicas que imponen, tanto el entrenamiento como la competencia de alto rendimiento, se debe tener sumo cuidado con el desarrollo de la hipoglucemia, por lo que es necesario tomar medidas pertinentes en tal sentido.

Capítulo V
El ejercicio físico y las complicaciones de la diabetes

¿Puede el ejercicio físico precipitar o exacerbar las complicaciones propias de la diabetes?

La posibilidad de que el ejercicio precipite o exacerbe las complicaciones propias de la diabetes esta vinculada con la realización de ejercicios en condiciones de un pobre control metabólico, aspecto que por si sólo constituye una causa para el desarrollo de las complicaciones, y que se hace más nocivo cuando se practica la actividad física sin un adecuado control de la enfermedad.

Otro aspecto que suele potenciar el desarrollo de las complicaciones relacionadas con el ejercicio lo constituye la violación de los principios, pautas y recomendaciones metodológicas que han de seguirse cuando se prescribe un programa de ejercicio para el diabético.

A pesar de la posibilidad real de que la actividad física propicie bajo determinadas circunstancias el desarrollo de complicaciones en el diabético, su práctica sistemática orientada de forma correcta y adecuada constituye uno de los baluartes más importantes con que cuenta el diabético para evitar o al menos, retardar las complicaciones propias de su enfermedad.

¿Qué consejos se han de seguir para evitar las posibles complicaciones relacionadas con el ejercicio?

– Hacer un adecuado calentamiento y una óptima recuperación.

- Seleccionar cuidadosamente el tipo de ejercicio y la intensidad del esfuerzo.
- Incrementar los conocimientos acerca de la enfermedad.
- Usar calzado apropiado.
- Evitar el ejercicio en ambientes demasiado calurosos o fríos.
- Inspeccionar los pies diariamente y en especial después del ejercicio.
- No ejercitarse cuando se está descompensado.
- Mantener una adecuada hidratación.
- Chequear la glucemia periódicamente.
- Consultar al médico ante cualquier síntoma inusual durante o después del ejercicio.

¿Cuáles son las recomendaciones para el ejercicio en el diabético con neuropatía periférica?

La diabetes puede afectar los nervios periféricos, especialmente de los pies, una condición que se conoce como neuropatía diabética y que ocasiona la pérdida de la sensibilidad, la cual constituye un importante medio de aviso cuando se produce alguna lesión, rasguño o ampolla en esta región.

Por tanto, una vez que el médico determina la presencia de neuropatía diabética el paciente debe evitar aquellos ejercicios donde tenga que sostener el peso corporal, como: carreras, saltos, caminatas prolongadas, trote, etc, ya que los mismos pueden provocar lesiones en los pies que podrían fácilmente pasar inadvertidas para el diabético, con el consiguiente peligro de desarrollar úlceras. Ello se hace aun más acuciante en presencia de deformidades de los pies.

Los pacientes con neuropatía diabética deben practicar otros ejercicios como: natación, ciclismo estacionario, remo estacionario, calistenia y ejercicios ligeros con pesas. Los mismos serán seleccionados y dosificados de acuerdo con las preferencias y posibilidades individuales de cada paciente.

¿Es responsable el ejercicio del dolor y ardor en los pies que suelen afectar a los diabéticos por las noches?

Es muy poco probable. Este dolor o ardor que los médicos llaman neuropatía dolorosa, se produce por el daño que ocasiona la diabetes en los nervios periféricos de los pies. Los dolores son aparentemente más intensos por la noche debido a que a esa hora del día el diabético descansa y no se encuentra absorto en las actividades que lo distraen del dolor.

La neuropatía dolorosa está ocasionada por el descontrol de la enfermedad durante un largo período de tiempo, unido a hábitos tóxicos como el tabaquismo y el consumo excesivo de bebidas alcohólicas y no al ejercicio que, si bien es cierto no puede curar dicho trastorno, sí contribuye a prevenirlo.

¿Es aconsejable que el diabético con claudicación intermitente realice ejercicios?

La claudicación intermitente es uno de los síntomas más comunes de la enfermedad de las arterias periféricas producida por la diabetes (macroangiopatía diabética). La misma se caracteriza por dolor intenso y calambres en las pantorrillas durante la marcha, lo cual obliga al paciente a detenerse. El dolor desaparece al cabo de pocos minutos de reposo. Un programa de caminatas para la claudicación intermitente puede contribuir a la formación de nuevos vasos sanguíneos con el consiguiente incremento de la circulación colateral. También se sabe que este ejercicio mejora el metabolismo muscular, reduciéndose la producción de sustancias que pueden causar dolor. La disminución del dolor que se logra con el programa de caminata, está relacionada con el incremento del flujo de sangre a los miembros inferiores.

¿Qué consideraciones con respecto al ejercicio debe tener en cuenta el diabético con retinopatía?

De forma general la actividad física bien planificada no suele acelerar el daño de la retina producido por la diabetes. Incluso, existen evidencias de que el ejercicio disminuye el riesgo que tienen los diabéticos de desarrollar esta complicación causante de la pérdida de la visión en dichos sujetos.

Sin embargo, en los pacientes que ya han desarrollado retinopatía diabética proliferativa el ejercicio puede precipitar la hemorragia vítrea o el desprendimiento de la retina.

En el cuadro que aparece a continuación se relacionan las actividades aconsejables y las contraindicadas para los diabéticos con retinopatía.

Actividades físicas aconsejables	Actividades físicas contraindicadas
Ejercicios de bajo impacto como: • Nadar (sin hacer inmersiones) • Caminar • Danza aeróbica • Pedaleo estacionario • Calistenia ligera • Remo estacionario	• Ejercicios que eleven la presión sanguínea máxima por encima de 170 mmHg • Levantamiento de pesas • Deportes de combate • Carreras • Saltos • Juegos con pelotas de carácter competitivo • Aguantar la respiración durante el esfuerzo (efecto Valsalva)

¿Es necesario interrumpir el programa de ejercicios después de una operación quirúrgica de los ojos para tratar un problema causado por la diabetes?

Sin lugar a dudas. La diabetes puede provocar un crecimiento excesivo de los vasos sanguíneos frágiles en los ojos, lo cual puede causar sangramientos, cicatrices y, eventualmente, pérdida de la visión. El tratamiento quirúrgico de este problema a través de rayos láser ha resultado muy efectivo. Sin embargo, después de una operación de esta índole es aconsejable evitar los esfuerzos físicos, especialmente aquellos donde predominen las contracciones isométricas como el levantamiento de pesos o los esfuerzos físicos donde se aguante la respiración durante su ejecución.

La reincorporación del diabético al programa de ejercicios requiere de la autorización del médico especialista en oftalmología.

¿Qué pautas debe seguir el diabético con enfermedad de las arterias coronarias para incorporarse a un programa de ejercicio?

Se ha comprobado que el ejercicio ocasiona cambios que pueden reducir el riesgo de enfermedad cardiovascular en el paciente diabético, entre ellos se pueden mencionar:

- Disminución de la presión sanguínea.
- Incremento del HDL-colesterol (fracción beneficiosa del colesterol).
- Disminución del LDL-colesterol (fracción dañina del colesterol) y los triglicéridos.
- Reducción del peso y, especialmente, la grasa corporal.
- Aumento de la sensibilidad a la insulina por lo tejidos.
- Disminución de la formación de coágulos sanguíneos.

– Decremento de la susceptibilidad para el desarrollo de arritmias cardíacas peligrosas.

– Disminución de la ansiedad y la depresión.

Sin embargo, debido a lo peligroso que pueden ser los eventos cardiovasculares es aconsejable que los diabéticos, con enfermedad de las arterias coronarias, realicen los ejercicios bajo la supervisión de personal técnico calificado y, en centros de rehabilitación donde existan los recursos necesarios para la atención inmediata y pertinente de cualquier eventualidad. Estas personas deben incorporarse a la práctica de ejercicios físicos sólo previa autorización de su médico y nunca por cuenta propia.

¿Qué efectos tiene la neuropatía autonómica provocada por la diabetes sobre el riesgo del ejercicio?

Los diabéticos cuyo sistema nervioso autonómico haya sido afectado por la enfermedad poseen un mayor riesgo de desarrollar complicaciones durante el ejercicio, entre las que se pueden mencionar:

– Aceleración de la frecuencia cardiaca en reposo (taquicardia de reposo).

– Disminución de la variabilidad de la frecuencia cardiaca.

– Hipotensión postural durante el ejercicio y momentos después de finalizado el mismo.

– Respuesta exagerada de la presión sanguínea en la posición de acostado y durante el esfuerzo.

– Pérdida de la variación diurna de la presión sanguínea.

– Inestabilidad cardiovascular y cardiorrespiratoria.

– Infarto cardíaco sin dolor.

– Pobre tolerancia al ejercicio.

– Hipoglucemia sin síntomas.

– Intolerancia al calor y propensión a la deshidratación.

– Incontinencia urinaria, etc.

¿Qué consejos deben seguir los diabéticos con neuropatía autonómica para incorporarse a un programa de ejercicios?

Constituye un alto riesgo en estos pacientes el desarrollar eventos potencialmente peligrosos, durante el ejercicio, es aconsejable que se incorporen a los programas supervisados y dirigidos por personal técnico calificado, radicados en instituciones con los medios necesarios para asistir al diabético ante cualquier eventualidad no deseada.

Se aconseja, a estos pacientes, el uso de vendas elásticas en sus piernas durante el ejercicio para facilitar el retorno de la sangre al corazón. Aquellos, con hipotensión postural deben tener sumo cuidado de no administrarse la insulina, inmediatamente, antes de comenzar los ejercicios. También es aconsejable durante la actividad física obrar conservadoramente, por ejemplo: si el paciente es incapaz de caminar o pedalear a un ritmo determinado es mejor detener el ejercicio y evitar ejercitarse a esa intensidad de la carga.

¿Por qué algunos diabéticos pueden sufrir de hipotensión al terminar la sesión de ejercicios?

Por lo general, la disminución de la presión sanguínea que afecta a algunos diabéticos después de la actividad física, se debe al daño que ocasiona la enfermedad en el sistema nervioso autónomo, el cual tiene a su cargo la regulación del calibre de las arterias. Durante el ejercicio tiene lugar una redistribución del volumen de sangre que, garantiza un mayor flujo de ésta a las zonas activas del cuerpo. Esto se logra gracias a una dilatación de los vasos de las regiones ejercitadas en combinación con una constricción de las arterias de las zonas inactivas. Al cesar el ejercicio, el organismo debe realizar ciertos ajustes en la distribución de la sangre que garantizan el suministro adecuado al cerebro y otros órganos vitales. Cuando el sistema nervioso autónomo, encargado de regular el diámetro de los vasos sanguíneos, está afectado se produce una excesiva dilatación de los vasos pertenecientes a los miembros inferiores, por lo que buena parte de la sangre fluye hacia esta zona, provocando una caída de la presión arterial que puede ocasionar síntomas como mareos, desfallecimiento, pérdida de la conciencia, etc.

¿Es aconsejable que los diabéticos con nefropatía realicen ejercicios físicos?

El ejercicio físico regular se recomienda al paciente diabético como parte del tratamiento. El ejercicio tiene importantes implicaciones en la prevención del daño que produce la diabetes sobre los vasos sanguíneos. Alrededor de un tercio de los diabéticos tipo 1 y un considerable número de pacientes con diabetes tipo 2, pueden desarrollar eventualmente daño en sus riñones inducido por su enfermedad (nefropatía diabética). Las personas con este trastorno, ya sea en su fase incipiente o con una nefropatía franca, son proclives a manifestar complicaciones generalizadas de sus vasos sanguíneos las que pueden ser amplificadas por el impacto de un ejercicio desmedido, el cual puede incrementar la pérdida de proteínas por la orina (microalbuminuria).

Al parecer las medidas para prevenir el desarrollo de la nefropatía diabética radican en un adecuado control de la enfermedad y el tratamiento efectivo de la hipertensión arterial. En este contexto se hace necesario reducir la actividad física que redunde en un marcado incremento de la presión sanguínea.

Por lo demás, el ejercicio puede resultar beneficioso para el diabético con nefropatía incipiente, siempre y cuando se eviten los ejercicios violentos e intensos que eleven la presión arterial máxima por encima de 170 mmHg. Se recomiendan actividades ligeras o moderadas como: caminar, ejercicios acuáticos, levantamientos de pesas ligeros, pedaleo estacionario, etc.

En los pacientes con nefropatía avanzada sometidos a tratamiento de diálisis o hemodiálisis, un programa de entrenamiento físico basado en ejercicios aeróbicos y de acondicionamiento muscular de intensidad moderada, constituye un baluarte imprescindible en la lucha contra el deterioro que implica la insuficiencia renal desde el punto de vista cardiovascular, muscular, renal y psicológico.

¿Debe el paciente diabético con artritis renunciar a los ejercicios físicos?

No. El ejercicio constituye una importante medida en el tratamiento de la artritis, aunque en los períodos en que la enfermedad se encuentra en la fase activa no deben realizarse, el movimiento de las articulaciones afectadas tiende a incrementar el dolor. Una vez rebasada esta fase se hace necesaria la aplicación de ejercicios encaminados, primero, a aumentar el ángulo articular y, posteriormente, a fortalecer los músculos aledaños a la articulación afectada, los cuales suelen atrofiarse a consecuencia del desuso y de la propia enfermedad.

¿Por qué a algunos diabéticos se le sale la orina sin darse cuenta cuando realizan los ejercicios?

Casi uno de cada cuatro diabéticos que han padecido la enfermedad por largo tiempo tiene algún problema relacionado con el funcionamiento de la vejiga, debido a que la enfermedad ha afectado los nervios que la controlan. Algunos de estos trastornos son de menor trascendencia, pero cuando la orina sale involuntariamente y sin que sea advertido el problema es un tanto más grave y se le denomina incontinencia urinaria.

Durante los ejercicios, debido al esfuerzo físico que éstos llevan implícitos, es más probable que la incontinencia se ponga de manifiesto. Por eso, algunos diabético notan que su ropa interior se encuentra mojada de orina después de la actividad física.

Si bien es cierto, que la incontinencia no pone en peligro la vida del diabético, sí constituye un serio problema para su desempeño social, además de afectar la higiene personal de quien la padece.

¿Existen ejercicios que ayuden a combatir la incontinencia urinaria que suele afectar a algunos diabéticos?

Sí. El más difundido sistema de ejercicio para tratar la incontinencia urinaria se conoce como ejercicios de Klegel. Consisten, esencialmente, en contracciones de los músculos que se encuentran alrededor de la vejiga con el propósito de fortalecerlos. También se incluyen otros ejercicios en los cuales se detiene varias veces el flujo de la orina cuando se está orinando.

Estos ejercicios deben ser explicados y enseñados al diabético por parte de un fisioterapeuta o un médico especialista en vías urinarias (urólogo), pues aunque son aparentemente sencillos requieren de la contracción de músculos que habitualmente no estamos acostumbrados a utilizar de forma consciente.

Si el problema no mejora después de 8 ó 10 semanas de ejercicios, la persona debe consultar al médico para que éste evalúe la posibilidad del tratamiento quirúrgico.

¿Puede el ejercicio mejorar el estreñimiento que causa a menudo la diabetes?

Aproximadamente el 25% de los diabéticos padecen de estreñimiento, trastorno gastrointestinal más frecuente en estas personas. Debido a que el estreñimiento puede tener otras causas, como: bajos niveles de hormonas tiroideas o un tumor no diagnosticado, es recomendable que el paciente diabético consulte con el médico su problema. Descartada otras posibles causas de estreñimiento, el ejercicio puede ayudar a aliviarlo. Actividades físicas, como trotar y caminar, provocan un aumento de los movimientos intestinales (movimientos peristálticos), lo que acelera el tránsito gastrointestinal y con ellos se evita la acumulación de heces fecales duras y secas en la porción terminal del intestino.

Glosario

- Androide: Que posee rasgos masculinos.
- Anorexia: Falta de apetito.
- Anorexia nerviosa: Trastorno psicológico caracterizado por una imagen corporal distorsionada, temor extremo a subir de peso y rechazo a mantener un peso corporal normal, lo cual hace que la persona se someta a prolongados ayunos, uso de tabletas y laxantes.
- Antropometría: Técnica que se encarga de la medición del tamaño, forma, proporción y composición del cuerpo humano, a través de diferentes dimensiones corporales como: el peso, la talla, las circunferencias, los diámetros óseos y los pliegues cutáneos, entre otras.
- Aptitud física: Condición de bienestar y salud del organismo que permite realizar las actividades físicas correspondientes al desempeño laboral, la recreación y la vida cotidiana sin sentir fatiga.
- Arritmia: Ritmo anormal del corazón.
- Arterias: Vasos sanguíneos por los cuales circula la sangre alejándose del corazón.
- Arteriosclerosis: Endurecimiento y engrosamiento de las paredes arteriales que trae consigo una pérdida de la elasticidad de estos vasos, dificultando el flujo sanguíneo.
- Artritis: Término general que agrupa más de 100 enfermedades, caracterizadas por dolor, inflamación y pérdida de la movilidad articular. De ellas las más

frecuentes son la artrosis u osteoartritis y la artritis reumatoide.

- Artrosis: Enfermedad degenerativa de la articulación en la que se manifiesta un exceso de tejido óseo y cartílago.
- Aterosclerosis: Una forma de arteriosclerosis, en la cual sustancias grasas y minerales se depositan en el interior de las paredes arteriales formando placas.
- Atrofia: Disminución del tamaño de un órgano o de una parte del cuerpo.
- Aurículas: Las dos cámaras superiores del corazón. También conocidas como atrios.

B

- Bloqueo auriculoventricular: Retardo excesivo de la conducción del impulso eléctrico que excita al corazón en un sitio localizado entre las aurículas y los ventrículos.
- Bradicardia: Frecuencia de las pulsaciones cardíacas en reposo por debajo de los 60 latidos por minuto.
- Bulimia: Trastorno psicológico caracterizado por consumir grandes cantidades de alimentos seguido por episodios de vómitos autoprovocados y purgantes.

C

- Calentamiento: Etapa inicial de la sesión de entrenamiento donde se realizan ejercicios destinados a acondicionar al organismo para el trabajo posterior y más intenso de la sesión.
- Caloría: Cantidad de energía necesaria para elevar la temperatura de un litro de agua desde 16° C hasta 17° C. Se emplea para medir el gasto y consumo energético del organismo. También se le llama kilocaloría.
- Carbohidratos: Compuestos orgánicos formados por carbono, hidrógeno y oxígeno presentes en alimentos,

como: cereales, viandas, granos y frutas. Los principales carbohidratos son el azúcar, el almidón y la celulosa.

- Cardiopatía isquémica: Enfermedad del corazón en la que el flujo sanguíneo por las arterias coronarias está dificultado por el estrechamiento u oclusión de las mismas debido al proceso de aterosclerosis.
- Carga física: Magnitud de trabajo físico cuantificable impuesto durante la sesión de ejercicios.
- Células madres: Células indiferenciadas que tienen la posibilidad ante determinadas condiciones de transformarse en tejidos específicos.
- Cetosis: Estado de acidosis provocado por la oxidación incompleta de las grasas, como sucede en la diabetes no controlada.
- Circuito: Modo de organizar el entrenamiento, especialmente el de fuerza, en el cual diferentes ejercicios se ubican uno a continuación de los otros en forma de estaciones. Cada vuelta al circuito se completa al terminar la última estación.
- Claudicación intermitente: Dolor en forma de calambre en las pantorrillas que aparece durante la marcha y obliga a detener la misma. Se produce debido a una pobre circulación de la sangre en los músculos de esta región. El dolor cesa con el reposo.
- Colesterol: Sustancia grasa presente en las células y la sangre que al acumularse en exceso se deposita en las paredes de las arterias, contribuyendo al desarrollo de la aterosclerosis.
- Composición corporal: Estudio de los constituyentes que conforman el peso corporal total, por ejemplo: la grasa y la masa libre de grasa.
- Cuerpos cetónicos: Productos químicos formados por una oxidación excesiva e incompleta de las grasas.

E

- Efecto Valsalva: Incremento de la presión arterial producido por exhalar forzadamente contra la glotis cerrada con el consiguiente aumento de la presión dentro del tórax.
- Ejercicio aeróbico: Es aquel que se realiza en condiciones de un elevado consumo de oxígeno.
- Ejercicio anaeróbico: Es aquel que se realiza en condiciones donde no existe un predominio del consumo de oxígeno.
- Ejercicios cíclicos: Son aquellos donde la fase final del movimiento da paso a la fase inicial de otro que es idéntico al anterior. Por ejemplo: caminar, correr, nadar, etc.
- Ejercicios dinámicos: Son aquellos en los que la contracción muscular está acompañada de movimientos de los segmentos corporales. También se les llama isotónicos.
- Ejercicios estáticos: Ejercicios en los cuales la contracción no implica movimiento de los segmentos corporales. Se les conoce también como isométricos.
- Enzimas: Proteínas que aceleran las diferentes reacciones químicas que tienen lugar en el organismo.

F

- Fatiga: Disminución de la capacidad de trabajo debido a un ejercicio prolongado e intenso.
- Flexibilidad: Capacidad para mover una articulación a través de toda la amplitud del movimiento sin sentir molestias o dolor.
- Fuerza: Capacidad de los músculos para vencer una resistencia externa a través de la contracción muscular.

G

- Ginoide: Que tiene formas femeninas.
- Glucosa: Fuente de energía transportada en la sangre, esencial para el cerebro y el tejido nervioso. Es el más abundante de todos los carbohidratos presentes en el organismo.
- Glucosuria: Presencia de glucosa (azúcar) en la orina.
- Golpe de calor: Aumento exagerado de la temperatura corporal que compromete las funciones del organismo, poniendo en peligro la vida de la persona. Puede producirse al realizar ejercicios extremos en ambientes cálidos y húmedos, así como en presencia de un pobre nivel de hidratación y el uso de ropas impermeables.

H

- HDL–colesterol: Lipoproteína de alta densidad unida al colesterol. Forma del colesterol que protege contra la aterosclerosis.
- Hemodiálisis: Procedimiento médico al cual se somete el paciente con insuficiencia renal para eliminar sustancias indeseables presentes en su sangre.
- Hemorragia vítrea: Salida de sangre al cuerpo vítreo del ojo.
- Hiperglucemia: Incremento de los niveles de glucosa (azúcar) en sangre.
- Hiperinsulinemia: Altos niveles de la hormona insulina en sangre.
- Hipertiroidismo: Enfermedad caracterizada por una producción exagerada de las hormonas de la glándula tiroides.
- Hipertrofia: Incremento del tamaño o el peso de un órgano o tejido del cuerpo.

- Hipotensión ortostática: Disminución de la presión arterial acompañada de síntomas como mareos, nauseas, visión borrosa y pérdida de la conciencia que tiene lugar al pasar bruscamente de la posición de sentado o acostado a la de pie, al estar largo rato parado o al terminar bruscamente un ejercicio intenso.
- Hipotiroidismo: Enfermedad caracterizada por una producción de hormonas tiroideas por debajo de los niveles adecuados.
- Hormonas: Sustancias químicas producidas o liberadas por una glándula endocrina. Las hormonas son transportadas por la sangre hasta los tejidos específicos donde ejercen su efecto (tejido diana).

0

- Incontinencia urinaria: Incapacidad para aguantar la orina que provoca salida involuntaria de la misma, especialmente al realizar determinados esfuerzos, como por ejemplo al toser, reírse, levantar un peso, etc.
- Inmunidad: Capacidad normal del organismo para luchar contra las infecciones y las enfermedades por medio de los anticuerpos y los glóbulos blancos.
- Insuficiencia cardiaca: Incapacidad del corazón para bombear las cantidades necesarias de sangre para cumplimentar los requerimientos del cuerpo.
- Intolerancia a la glucosa: Dificultad de las células del cuerpo para utilizar la glucosa adecuadamente, lo que provoca un aumento de sus valores en sangre sin llegar a las cifras a partir de las cuales se considera la presencia de diabetes.
- Isométrico: Ver ejercicio estático.
- Isotónico: Ver ejercicio dinámico.

L

- LDL–colesterol: Lipoproteína de baja densidad unida al colesterol. Forma de colesterol responsable de la formación de la placa de ateroma en el interior de las arterias (aterosclerosis).
- Lípidos: Sustancias insolubles en agua que poseen una gran variedad de funciones en el cuerpo, entre las que se incluye la producción de energía.

M

- Macronutrientes: Se refiere a aquellos compuestos presentes en los alimentos, los cuales aportan energía al ser oxidados en el organismo. Ellos son los carbohidratos, los lípidos y las proteínas.
- Mellitus: Expresión que significa dulce como la miel.
- Metabolismo: Proceso complejo de asimilación y desasimilación de sustancias a través del cual el organismo obtiene la energía necesaria para sus funciones vitales.
- METS: Equivalente metabólico que es igual a 3,5 ml de oxígeno/kg/min. Es una unidad de medida utilizada para cuantificar el gasto energético en que se incurre durante un ejercicio.
- Microalbuminuria: Presencia de la proteína albúmina en la orina.
- Microangiopatía: Trastorno de los vasos sanguíneos de pequeño calibre que trae consigo un empeoramiento de la circulación en la región del cuerpo afectada, frecuentemente en los miembros inferiores.
- Miocarditis: Inflamación del músculo cardíaco causada por infección (virus, bacterias u hongos).
- Movimientos peristálticos: Onda progresiva de contracciones intestinales producida por la contracción

coordinada de fibras musculares organizadas longitudinal y transversalmente en las paredes de los intestinos.

N

- Nefropatía: Enfermedad de los riñones.
- Neuropatía autonómica: Enfermedad que afecta los nervios autónomos (simpático y parasimpático).
- Neuropatía periférica: Enfermedad de los nervios periféricos que provoca dolor, calambre y pérdida de la sensibilidad, especialmente en los miembros inferiores.

O

- Obesidad androide: Tipo de obesidad característica del hombre en la cual el exceso de grasa se localiza en el tronco, también se le suele llamar obesidad abdominal o en forma de manzana.
- Obesidad ginoide: Tipo de obesidad que es más frecuente en el sexo femenino, caracterizada por una gran acumulación de grasa hacia los muslos, los glúteos y la cadera.

P

- Páncreas: Glándula situada en el abdomen productora de hormonas que son liberadas a la sangre (insulina, glucagón y somatostatina) y tienen función endocrina. Otra porción del páncreas produce enzimas y bicarbonato para la digestión de los alimentos en el intestino delgado (función exocrina).
- Pericarditis: Inflamación del pericardio (membrana externa del corazón) causada por infección, trauma, ataque cardiaco, etc.

- Presión arterial: Es la fuerza que ejerce la sangre sobre las paredes de las arterias en su paso por el interior de las mismas.
- Pulso de entrenamiento: Es la frecuencia de contracciones cardíacas que el sujeto debe alcanzar y mantener durante la mayor parte de la sesión de ejercicios para que los mismos ejerzan su efecto benefactor sobre el aparato cardiovascular.

R

- Recuperación: Ejercicios que se realizan al final de la sesión de entrenamiento con el objetivo de disipar el calor, mantener el flujo sanguíneo y ayudar a la recuperación de los músculos.
- Repetición: Es el movimiento completo de un ejercicio el cual típicamente consta de una fase de levantamiento y otra de descenso.
- Resistencia aeróbica: Capacidad física que determina la realización de ejercicios por un largo período de tiempo garantizado por un óptimo funcionamiento de los sistemas corporales para el transporte y utilización del oxígeno por las células en actividad.
- Resistencia muscular: Capacidad de los músculos para realizar contracciones repetitivas por un largo período de tiempo.
- Retinopatía proliferativa: Grave enfermedad de la retina de carácter progresivo que puede ocasionar la pérdida total de la visión.

S

- Síndrome metabólico: Trastorno del organismo dado por la coexistencia de cuatro factores adversos para la salud:

obesidad abdominal, intolerancia a la glucosa, hipertensión arterial y trastornos de los lípidos de la sangre.

- Signo: Se refiere a aquellas manifestaciones de la enfermedad que pueden ser detectadas por el facultativo.
- Síndrome: Conjunto de signos y síntomas que tipifican una enfermedad.
- Síntoma: Se refiere a aquellas manifestaciones de la enfermedad que el paciente expresa sentir.
- Sobrepeso: Condición en la cual una persona está por encima del rango de peso recomendado para su estatura, edad y sexo, sin llegar a los niveles de obesidad (índice de masa corporal de 25,0 a 29,9 kg/m^2).

T

- Tanda: Grupo de repeticiones realizadas sin parar.
- Taquicardia: Frecuencia de pulsaciones cardíacas mayor de 100 latidos por minuto.
- Tejido adiposo: Tejido compuesto por células grasas que se ubica fundamentalmente por debajo de la piel y por encima de los músculos.
- Trifosfato de adenosina (ATP): Compuesto orgánico que se obtiene de los carbohidratos, los lípidos y las proteínas, que constituye la fuente inmediata de energía para las funciones vitales del organismo.
- Triglicéridos: Forma primaria de almacenamiento de la grasa en el cuerpo humano. Sus niveles excesivos en la sangre resultan dañinos para la salud humana.

U

- Urea: Molécula sencilla que se forma durante el metabolismo de las proteínas.

V

- Válvula aórtica: Válvula que se encuentra situada entre el ventrículo izquierdo del corazón y la aorta.
- Venas: Vasos sanguíneos por donde viaja la sangre desde las diferentes partes del cuerpo hacia el corazón.
- Ventrículos: Cavidades inferiores del corazón que en número de dos tienen a su cargo bombear la sangre hacia todo el cuerpo.
- VLDL–colesterol: Lipoproteína de muy baja densidad unida al colesterol. Se consideran dañinas cuando sus valores en sangre son elevados.

Lecturas sugeridas

1. American Association of Cardiovascular and Pulmonary Rehabilitation (AACVPR). Guidelines for cardiac rehabilitation and secondary prevention programs. 4th. Ed. Champaign: Human Kinetics; 2004.
2. American Collage of Sports Medicine ACSM fitness book. 3rd. Ed. Champaign: Human Kinetics; 2003.
3. American Collage of Sports Medicine. ACSM´s exercise management for chronic diseases and disabilities. Champaign: Human Kinetics; 1997.
4. American Diabetes Association. 101 consejos para estar sano teniendo diabetes. 2da. Ed. Alexandria: American Diabetes Association; 2002.
5. Fleck SJ, Kraemer WJ.: Designing resistance training programs. 3rd. Ed. Champaign: Human Kinetics; 1997.
6. Frontera WR, Dawson DM, Slovik DM.: Exercise in rehabilitation medicine. Champaign: Human Kinetics; 1999.
7. Hayes C.: The ´I hate to exercise book´ for people with diabetes. Alexandria: American Diabetes Association; 2000.
8. Heyward VH.: Advanced fitness assessment and exercise prescription. Champaign: Human Kinetics; 1998.
9. Heyward VH, Wagner DR.: Applied body composition assessment. Champaign: Human Kinetics; 2004.
10. Howley ET, Franks DB.: Health and Fitness Instructor´s Handbook. 4th. Ed. Champaign: Human Kinetics; 2003.

11. Jackson AW, Morrow JR, Hill DW, Dishman RK.: Physical activity for health and fitness. Champaign: Human Kinetics; 1999.
12. Powers SK, Howley ET.: Exercise physiology: theory and application to fitness and performance. 4th. Ed. Champaign: Human Kinetics; 2001.
13. Ruderman N, Devlin JT, Schneider SH, Kriska A.: Handbook of exercise in diabetes. Alexandria: American Diabetes Association; 2002.
14. Sharkey BJ.: Fitness and health. 5th. Ed. Champaign: Human Kinetics; 2003.
15. Wilmore JH, Costill DL.: Physiology of sports and exercise. 3rd. Ed. Champaign: Human Kinetics; 2004.

Índice

www.ingramcontent.com/pod-product-compliance
Lightning Source LLC
Chambersburg PA
CBHW060634290526
45793CB00001B/245